Stock · Reese

Mein Achtsamkeitstag

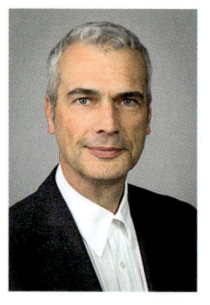

Dr. med. Christian Stock ist Facharzt für Innere und Psychotherapeutische Medizin und Leiter einer psychosomatischen Fachabteilung. Zusätzlich arbeitet er freiberuflich als Psychotherapeut, Dozent, QM-Auditor, Supervisor und Coach. Er lädt Sie zu einer gemeinsamen Reise ein, um die verschiedenen Komponenten der Achtsamkeit kennenzulernen. Diese verbindet er mit Meditationen und Reflektionen.

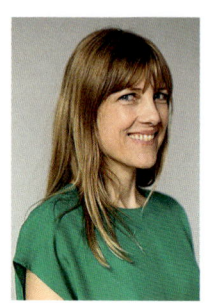

Nicole Reese ist Autorin und Yogalehrerin in Hamburg und Mitbegründerin des Yogastudios »Yoga Elements«. Yoga entdeckte sie während ihres Studiums eher zufällig – auf der Suche nach mehr Ruhe im Kopf. Fasziniert von der Gelassenheit, Kraft und Energie, die sich durch Yoga einstellten, begann sie 2008 eine Kundalini-Lehrerausbildung, worauf einige Jahre später ein Teacher Training im Vinyasa Yoga bei Lance Schuler in Australien folgte. »Ich liebe die Sonnengrüße: zu spüren, wie der Körper mit jeder neuen Runde wärmer und beweglicher wird, sich Atmung und Bewegung miteinander verbinden und der Geist langsam still wird – großartig!«

Dr. med. Christian Stock
Nicole Reese

Mein Achtsamkeitstag

Inspirationen für Ihre individuelle Auszeit: Meditation, Yoga, Ernährung, Entspannung

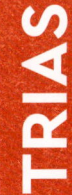

Inhalt

Retreat für Zuhause *7*
Was zeichnet einen Achtsamkeitstag aus? *8*
Wie läuft ein Achtsamkeitstag ab? *9*
Ethische Grundlagen der Achtsamkeit *17*

Erstes Tagesprogramm: Wohlwollen *29*

Zweites Tagesprogramm: Mitgefühl *79*

Drittes Tagesprogramm: Freude *121*

Viertes Tagesprogramm: Gleichmut *165*

Fünftes Tagesprogramm: Freestyle *213*

Danke fürs Mitmachen *236*

Service *237*
Weiterführende Literatur *237*
Internetadressen *238*
Rezeptregister *240*
Stichwortverzeichnis *241*

Die Tagesprogramme sind immer gleich aufgebaut:

- Ausrichtung auf das Tagesmotto
- Wachwerden und Aufstehen
- Morgentoilette
- Frühstück
- Meditation
- Yoga
- Atmung
- Philosophische Gedanken
- Meditation
- Mittagessen
- Meditation mit Imagination
- Freizeit
- Samu – Achtsame Hausarbeit
- Meditation
- Yoga
- Abendessen
- Reflexion und Tagebuch

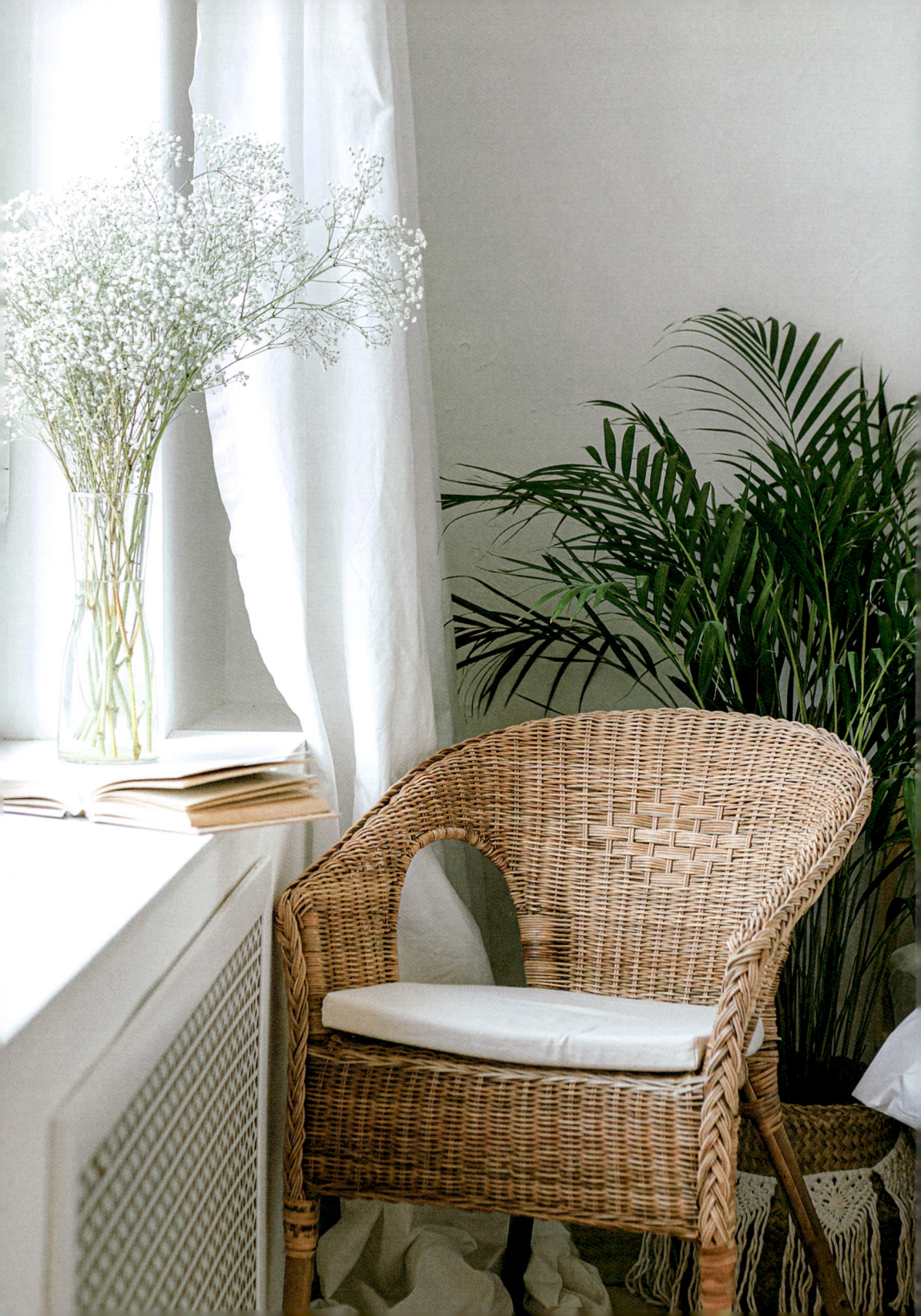

Retreat für Zuhause

»Retreat« bedeutet Rückzug – und zwar Rückzug von der Hektik und den Routinen des Alltags. Dafür müssen Sie nicht viel Geld ausgeben oder wegfahren. Wir zeigen Ihnen, wie Sie sich zuhause zurückziehen, auf das Wesentliche konzentrieren und zur Ruhe kommen können.

Normalerweise sind wir in Tagesstrukturen verstrickt, die größtenteils fremdbestimmt sind. »Alle wollen etwas von uns«. Sei es der Arbeitgeber oder die Familie oder unser Umfeld. Zusätzlich machen wir uns auch gern selbst Stress, indem wir ständig planen und uns die verschiedensten Ziele setzen, denen wir dann hinterherrennen. Wir haben uns schon so sehr daran gewöhnt, ständig aktiv zu sein, dass wir es schwer aushalten können, einfach »nichts« zu tun. Manche von uns kommen sogar aus dem Urlaub zurück und sind trotzdem nicht erholt. Wir haben sozusagen unsere Erholungsfähigkeit verloren.

Mit den in diesem Buch vorgestellten Retreats wollen wir Ihnen die Möglichkeit geben, innezuhalten, sich zu besinnen, sich zu sammeln und wieder innere Stille und Frieden zu finden. Sie müssen dafür nicht ins Kloster gehen und ein Mönch oder eine Nonne werden.

Sie müssen auch nicht zu einem weit entfernten Lehrgang in einem Meditationszentrum fahren – auch wenn das natürlich eine schöne Erfahrung ist. Sie können Retreats einfach als Laie zuhause praktizieren.

Vielleicht sind Sie schon länger an den Themen Yoga, Entspannungstechniken und Meditation interessiert. Vielleicht gehen Sie schon einmal in der Woche zur Yogastunde oder sitzen jeden Morgen und jeden Abend auf Ihrem Meditationskissen. Vielleicht reicht Ihnen das aber nicht und Sie wollen das Training gern intensivieren. Einfach mal einen ganzen Tag oder sogar ein ganzes Wochenende nur Yoga praktizieren und meditieren, es sich gut gehen lassen und zur Ruhe kommen. Oder Sie sind schon in einer Meditationsgruppe, mit der Sie sich einmal in der Woche treffen, um zusammen zu meditieren. Vielleicht möchten Sie das »ausbauen« und nicht nur ein paar Stunden, sondern auch mal länger üben und die Übungen vertiefen. Oder auch eine regelmäßige Yogapraxis in Ihren Alltag integrieren.

Dafür ist unser Achtsamkeitstag gedacht. Sie können mit diesem Buch sozusagen Ihr eigenes Retreat planen. Wir stellen Ihnen dafür vier Programme vor, die Sie später auch frei miteinander kombinieren können. Sie können davon halbe oder ganze Tage umsetzen oder ein ganzes Wochenende, also die Tage aneinanderhängen. Sie sollten aber zunächst die vier vorstrukturierten Programme durchlaufen haben, bevor Sie dann im »Freestyle« die Übungen miteinander kombinieren, die am besten zu Ihnen passen.

Was zeichnet einen Achtsamkeitstag aus?

Ein Achtsamkeitstag ist ein Tag, an dem Sie für mehrere Stunden Meditationsübungen durchführen, sowohl im Sitzen als auch in Bewegung, beim Yoga und beim Gehen. Ziele sind dabei körperliches Wohlbefinden, Freude, Zufriedenheit und innere Stille bzw. Gleichmut.

Hinzu kommen Einsichten in existenzielle Themen, wie die gegenseitige Bedingtheit von allen Dingen, die Vergänglichkeit der Phänomene und die Erkenntnis der Ursachen von allen möglichen Problemen. Gleichzeitig bemühen Sie sich neben dieser Weisheit auch um die eigene Liebesfähigkeit und darum, Ihr Mitgefühl zu trainieren. Dadurch erwerben Sie sowohl Liebe als auch Weisheit: die beiden Flügel eines Vogels, ohne die er nicht fliegen könnte.

Ein anderer Aspekt ist die »Ziellosigkeit«, also loszulassen und allen Ballast abzugeben, den Druck aus dem Tag herauszunehmen und Sieben gerade sein zu lassen. Hier müssen Sie eine entsprechende Balance finden. Wie weit Sie dabei gehen möchten, entscheiden Sie. Vielleicht reicht Ihnen der Aspekt der Entspannung, der Ruhe, der Sammlung und der Auszeit für sich selbst. Vielleicht möchten Sie aber auch tiefer eintauchen in die verschiedenen philosophischen Aspekte der Achtsamkeit. Es gibt da kein richtig oder falsch. Folgen Sie einfach Ihrem Bauchgefühl.

Wie läuft ein Achtsamkeitstag ab?

Bei einem Achtsamkeitstag sind Sie den ganzen Tag »achtsam«, bei allem, was Sie tun, also auch beim Essen, bei der Körperpflege, beim Betten machen, bei der Hausarbeit usw. Alltagstätigkeiten werden so auch zur Meditation und nicht automatisch abgespult wie sonst. Sie verbringen den gesamten Tag in kompletter Stille und schweigend. Wenn Sie mit Freunden üben, gibt es am Ende des Tages die Möglichkeit, sich auszutauschen. Sonst wird aber nicht gesprochen, außer wenn es um technische Instruktionen zum Ablauf geht oder bei Notfällen.

Durch das Schweigen schaffen Sie sich für den ganzen Tag eine Umgebung der Ruhe und der Stille. Ablenkungen sollten Sie auf ein Minimum reduzieren. Für die Dauer des Tages sind Sie nur in Notfällen erreichbar, das Telefon ist ausgestellt.

Außerdem schaffen Sie sich zuhause eine Wohlfühlatmosphäre, sozusagen das »Feng-Shui« des Ganzen. Sie benötigen dazu ein Ambiente, das Sie schützt und nährt, ohne Ablenkungsmöglichkeiten. Ihr Umfeld sollte aufgeräumt und schön anzusehen sein. Auch ein angenehmer Geruch, zum Beispiel von einem Räucherstäbchen, ist wünschenswert.

Vorbereitung

Folgende Dinge sollten Sie vorbereiten, damit der Achtsamkeitstag ungestört ablaufen kann:

MEDITATIONSECKE: Richten Sie sich einen Bereich ein, in dem Sie meditieren möchten. Falls Sie dafür Möbel umstellen müssen, machen Sie das am Tag vorher, damit der Achtsamkeitstag sofort starten kann.

TAGESMOTTO: Jeder Tag steht unter einem Motto und Schwerpunkt. Die Informationen dazu sollten Sie sich schon am Vortag durchlesen.

ESSENSPLAN: Sie sollten nicht erst am Achtsamkeitstag selbst überlegen, was Sie gern essen würden. Zwar können Sie vom ursprünglichen Plan abweichen und flexibel sein. Sie sollten sich aber schon die entsprechenden Rezepte herausgesucht und vor allem alle Zutaten eingekauft haben. Bei den Rezepten finden Sie die Zutaten einzeln aufgeführt, sodass Sie auf einen Blick sehen, was Sie dafür brauchen.

ARBEITSPLAN: Es wird jeden Tag eine Phase geben, in der Sie achtsam Hausarbeit machen. Sie können aber auch im Garten arbeiten oder etwas im Haus reparieren, putzen, aufräumen oder aussortieren. Entscheiden Sie vorher, was Sie dann tun wollen.

Das sollten Sie sich bereitlegen:

- ein Meditationskissen oder ein Meditationsbänkchen
- eine Yoga-Matte
- eine Decke, die sich gut falten lässt
- Kissen
- Blöcke und ein Gurt, alternativ können Sie auch dicke Bücher und einen Schal oder ein Tuch nutzen
- Timer
- Kerzen
- Literatur
- Tagebuch

MATERIAL FÜR DAS SELBSTSTUDIUM: Bei der Auswahl der Literatur oder der Vorträge haben Sie freie Hand. Folgen Sie Ihren Interessen. Suchen Sie schon vorher heraus, mit was Sie sich beschäftigen möchten: spirituelle und philosophische Texte, Lehrgeschichten, Lyrik und Poesie, gerne auch Fachliteratur zum Thema Yoga und Meditation. Ein paar Tipps finden Sie im Kapitel »Philosophische Gedanken und Selbststudium« (Seite 18). Wenn Sie sich mit etwas aus dem Internet beschäftigen möchten, suchen Sie sich *vorher* entsprechende Podcasts, Lehrreden und Vorträge heraus, die Sie dann hören und schauen können. Vorher deshalb, weil im Internet die Gefahr besteht, sich ablenken zu lassen. Das Internet ist »endlos«. Sie müssen sich beschränken. Und bleiben Sie bitte bei der Vorauswahl!

Tagesplan

Wir geben Ihnen einen Tagesplan zur Orientierung vor. Vielleicht ist Ihnen am Anfang ein ganzer Tag zu viel. Wenn Sie nur einen halben

Tag machen wollen, hören Sie nach der Mittagspause auf. Oder Sie fangen nach dem Mittag an und machen Sie die zweite Hälfte bis zum Abend. So können Sie sich erst einmal mit dem Ablauf vertraut machen. Generell ist die Wirkung bei einem ganzen Tag natürlich intensiver. Wir wollen Sie aber nicht überfordern.

Wenn Sie sich auskennen, können Sie die Blöcke auch kombinieren und zum Beispiel freitags nachmittags mit der Hälfte anfangen und dann noch den ganzen Samstag dranhängen oder sogar ein ganzes Wochenende.

Die Yogapraxis ist in zwei Sequenzen aufgeteilt: ein etwas aktiveres Set für den Vormittag und ein ruhigeres für den Nachmittag. Falls Ihnen das zu intensiv ist, können Sie auch nur ein Set und eine der Atemtechniken mit in Ihren Tagesplan aufnehmen.

SO KÖNNTE DER ZEITABLAUF FÜR EINEN ACHTSAMKEITSTAG AUSSEHEN:

- 06:30–07:30 Wachwerden und Aufstehen
- 07:30–08:00 Frühstück
- 08:00–08:15 Auffrischen des Tagesmottos
- 08:15–09:15 Meditation: Sitzen (45 Min.), Gehen (15 Min.)
- 09:15–10:00 1. Yoga-Stunde
- 10:00–11:00 Philosophische Gedanken/Vortrag
- 11:00–12:00 Meditation: Sitzen (45 Min.), Gehen (15 Min.)
- 12:00–13:00 Mittagessen
- 13:00–13:30 Meditation mit Imaginationsübung
- 13:30–14:30 Freizeit oder Selbststudium
- 14:30–15:30 achtsame Hausarbeit
- 15:30–16:30 Meditation: Sitzen (45 Min.), Gehen (15 Min.)
- 16:30–17:15 2. Yoga-Stunde
- 17.15–18.00 Abendessen
- 18:00–19:00 Austausch/Tagebuch und Ende

Das ist nur eine grobe Orientierung. Natürlich können Sie von diesen Vorgaben abweichen. Die achtsame Hausarbeit können Sie auch woanders platzieren, wenn das für Sie besser passt, oder sie aufteilen. Manche Übungen dauern eventuell etwas länger – oder Sie sind schneller fertig, zum Beispiel mit der Imaginationsübung. Ein Podcast oder Vortrag kann auch länger dauern. Oder Sie haben nicht so viel Lust, so lange zu lesen. Passen Sie den Tagesablauf so an, dass er für Sie gut ist. Der Rahmen und die Grundstruktur sollten aber erhalten bleiben.

Wenn Sie schon Meditationserfahrung mitbringen, müssen Sie schauen, wie Sie bisherige Übungen und Erfahrungen anpassen und unter einen Hut bringen. Sie können natürlich eigene Übungen einfließen lassen. Wir empfehlen aber, sich doch weitestgehend auf die Vorgaben einzulassen und etwas Neues auszuprobieren.

Pausen legen Sie so, wie es sich ergibt, um die Blöcke herum. Dasselbe gilt auch für die Yogaeinheiten, die so zusammengesetzt sind, dass Sie je nach Erfahrung die Intensität und Dauer variieren können. Sie können bspw. morgens nach der Meditation oder nachmittags nach der Freizeit bzw. dem Selbststudium Ihre Yogaeinheit einbauen oder sich auf eine Yogasession oder eine Atemübung am Tag beschränken.

Schweigegebot

Wie bereits erwähnt, verbringen Sie den Tag schweigend. So können Sie Ihre Aufmerksamkeit voll und ganz auf das konzentrieren, was Sie gerade tun, und werden nicht abgelenkt. Beim Reden besteht die Gefahr, dass man aus der Sammlung herauskommt und der Gedankenapparat wieder »anspringt«.

Schalten Sie Ihr Handy stumm. Ablenkungen wie Radio, Fernsehen, Zeitung und Internet sind tabu. Die Familie und Ihr Umfeld sollten Sie vorher informieren, dass Sie an diesem Tag keine Zeit haben. Hundespaziergänge können Sie entweder delegieren oder in die Arbeitszeit, die Zeit des Selbststudiums oder um den Tag herumgelegt einbauen.

Wenn Sie den Tag in einer Gruppe verbringen, einigen Sie sich vorher, wer welche Arbeit erledigt. Wählen Sie bei Bedarf vorher gemeinsam aus, welchen Vortrag Sie zusammen hören wollen. Auch bei der Zubereitung des Essens sollte die Aufgabenverteilung vorher klar sein.

Abends nach dem Abendessen können Sie dann wieder reden, so viel Sie wollen.

Meditation

Wie Sie im Stundenplan gesehen haben, gibt es über den Tag verteilt mehrere Meditationseinheiten.

DEN BODYSCAN empfehlen wir nach dem Aufwachen, erst danach stehen Sie auf. Wenn nötig, können Sie natürlich erst auf die Toilette gehen und legen sich dann noch einmal hin. Wir zeigen Ihnen verschiedene Varianten und geben nur einen Zeitrahmen vor. Sie entscheiden, wie intensiv Sie den Scan machen.

DIE SITZ- UND GEHMEDITATION wechseln sich ab. Die Gehmeditation ist im Verhältnis kürzer als die Sitzmeditation. Sie dient auch dazu, sich die Beine zu vertreten und um den Körper nach dem langen Sitzen wieder wacher zu machen.

DIE IMAGINATIONSÜBUNGEN bereiten manchmal Schwierigkeiten. Seien Sie dann nicht zu kritisch mit sich. Es braucht Zeit und ist Übungssache. Wenn Sie möchten, können Sie die Bilder auch auf Papier malen. Auch das ist eine schöne Übung.

Yoga

Bei den Yogaübungen gilt es, genau hinzuschauen, wie es Ihnen bei der Ausübung der Asanas (der Yogapositionen) geht, welche Haltungen Ihnen leichtfallen und welche eher eine Herausforderung darstellen. Je nachdem, ob Sie bereits Erfahrungen haben oder körperliche Einschränkungen bestehen, wählen Sie die entsprechenden Varianten. Jeder Körper und auch jeder Tag ist anders. Nehmen Sie darauf Rücksicht und praktizieren Sie ohne Erwartungen. Nutzen Sie Hilfsmittel und passen Sie die Übungen an Ihre Bedürfnisse an.

Bleiben Sie aufmerksam: Wie fließt Ihr Atem? Wie reagiert Ihr Körper und auch Ihr Geist auf die Haltungen? Lehnen Sie manche ab, weil Sie Ihnen schwerfallen und Sie an Ihre Grenzen kommen? Wie gehen Sie damit um, wenn Ihnen etwas nicht gelingt? Probieren Sie es gleich nochmal oder geben Sie sofort auf? Ärgern Sie sich, wenn etwas nicht klappt? Versuchen Sie, das jeweilige Tagesmotto auch in die Yogapraxis mit einfließen zu lassen.

Ein wichtiger Aspekt im Yoga ist die Atmung. Atmen ist Leben, Atmen ist pure Präsenz. Über die Atmung können wir uns im Jetzt, im gegenwärtigen Moment verankern, und uns mit jedem Atemzug der Gegenwart bewusst werden. Über die bewusste Atmung entspannen wir unseren Geist und können den ewig plappernden Monkey Mind beruhigen. Sie können die Atemtechnik (Pranayama) vor oder nach den Yogasessions oder auch für sich allein praktizieren.

Philosophische Gedanken und Selbststudium

Zu einem Retreat gehört eigentlich ein Fachvortrag zum Thema Meditation (und/oder Yoga) von einer erfahrenen Person, die schon länger auf dem Weg ist und die man fragen kann, wenn zum Beispiel Schwierigkeiten beim Meditieren auftauchen. Im Original nennt man das »Dharma-Vortrag«. Dharma heißt hier: »Lehre«. Oft sind es philosophische Grundlagen, aber manchmal auch einfach nur praktische Tipps.

Auch zuhause sollten Sie etwa eine Stunde Zeit dafür einplanen. Sie können ins Internet gehen oder auf Bücher, Hörbücher oder Podcasts zurückgreifen, die Sie in dem Zusammenhang interessieren. Auch Dokumentarfilme zum Thema Yoga und/oder Meditation sind okay. Letztlich müssen Sie für sich selbst herausfinden, von wem oder welchem Thema Sie sich dabei angesprochen fühlen.

KOANS (paradoxe Denkaufgaben) bieten wir Ihnen an jedem Achtsamkeitstag an. Es handelt sich um Kurzgeschichten aus dem Umfeld des Zen-Buddhismus. Die Geschichten sind absichtlich paradox und erschließen sich nicht gleich. Sie verstehen vielleicht nicht, wozu es gut sein soll, sich eine paradoxe Frage immer wieder zu stellen. Vertrauen Sie darauf, dass Sie es mit der Zeit verstehen. Ein Koan können Sie auch als Meditationsobjekt benutzen, genauso wie den Atem oder Körperempfindungen.

Tagesmotto

An das Tagesmotto sollten Sie sich im Laufe des Tages immer wieder erinnern und es so vertiefen.

Reflexion und Tagebuch

So ein Tag kann ganz schön intensiv sein. Wenn man die ganze Zeit die Aufmerksamkeit nach innen richtet und sich mit sich selbst beschäftigt, kann auch das eine oder andere Thema »aufgewühlt werden«. Das gehört dazu. Üben Sie sich dann in Gleichmütigkeit und Akzeptanz und beobachten Sie die Themen, die auftauchen.

Um sich außerhalb der Meditation damit auseinanderzusetzen, gibt es die Reflexionszeit am Ende des Tages und das Tagebuch. Blicken Sie auf den Tag zurück und machen sich Notizen darüber, was

Sie gelernt haben, was Ihnen gutgetan hat und was eher schwierig war. Und natürlich, was Sie beim nächsten Achtsamkeitstag anders machen wollen. Die angenehmen Seiten und die Erkenntnisse, die Sie gewinnen, sollten natürlich überwiegen.

Je mehr Erfahrung Sie mit dieser Art des »Rückzugs« gewinnen, desto besser können Sie ihn auch in den Wochen- und Jahresverlauf einbauen. Sie können sich dann immer wieder so eine »Auszeit« gönnen und sich darauf freuen wie auf einen Kurzurlaub.

Ethische Grundlagen der Achtsamkeit

Es geht beim Achtsamkeitstag aber nicht nur um den Abstand vom Alltag und Zeit für sich, im Sinne von »Wellness«. Der entspannende Aspekt von Yoga und Meditation ist natürlich erwünscht. Es gibt aber auch die mehr existenzielle und philosophische Seite. Dieser Seite sollten Sie auch genügend Raum geben, sonst entsteht etwas, das man »spirituellen Materialismus« nennt. Die sogenannte »Ich-Zeit«, die Sie sich gönnen, ist sehr wichtig. Allerdings sollten Sie Ihr Ego nicht zu sehr verstärken, sondern sich auch zu einem mitfühlenden und weisen Menschen entwickeln.

Die fünf ethischen Grundlagen der Achtsamkeitsmeditation sind:

1. Das Leben von Pflanzen, Tieren und Menschen schützen und nicht töten.
2. Nicht stehlen und großzügig sein.
3. Kein sexuelles Fehlverhalten. Beziehungen nur mit Liebe und langfristiger Absicht.
4. Achtsame Rede und Kommunikation. Kein Lügen.
5. Achtsamer, nachhaltiger Konsum (einschließlich Medien). Selbstfürsorge für körperliche und geistige Gesundheit. Kein Gebrauch von Drogen.

Tipps für das Selbststudium

Hier finden Sie einige Anregungen aus dem Buddhismus, dem Yoga und aus der westlichen Dichtung:

- Im deutschen Sprachraum bekannt geworden ist die ehrwürdige Nonne Ayya Khema. Auf der Seite des Buddhahauses im Allgäu sind sehr viele Vorträge von ihr eingestellt, die Sie sich anhören können.
- Sehr beliebt ist auch der vietnamesische Mönch Thich Nhat Hanh. Von ihm gibt es auch schöne Hörbücher.
- Wenn Sie gut Englisch können, empfiehlt sich die Website von »Be here Now Network«. Sehr schön ist die »Insight hour« von Joseph Goldstein.
- Lesen Sie zum Beispiel Rainer Maria Rilke oder Hermann Hesse.
- Sehr schön sind auch Lehrgeschichten, zum Beispiel aus dem Buch von Ajahn Brahm: Die Kuh, die weinte. Buddhistische Geschichten über den Weg zum Glück. München: Lotus; 2006
- Vielleicht möchten Sie sich auch an Originaltexten vom Buddha versuchen, dann aber mit Kommentaren, zum Beispiel: Satipatthana Sutta, kommentiert von Thich Nhat Hanh in dem Buch: Umarme deine Wut. Stuttgart: Theseus; 2011
- Wenn Sie Lust haben, mehr über die altindischen Mythen und Geschichten hinter den Asanas zu erfahren, finden Sie in »Als Vishnu eine Lotusblüte gebar« inspirierende Geschichten, die auch das jeweilige Tagesmotto nochmal in einem anderen Kontext aufgreifen und weiterführen. (Kaivaly A., van der Kooij A.: Als Vishnu eine Lotusblüte gebar – Legenden und Mythen aus dem Yoga. München: Südwest; 2011)
- Auch die Bhagavad Gita, das uralte Weisheitswerk Indiens, greift zahlreiche existenzielle Fragen auf, die bis heute aktuell sind. Hier lohnt sich eine kommentierte Ausgabe, um die Gita in ihrem Kontext zu verstehen. (Zum Beispiel: »Die Bhagavad Gita. Das Weisheitsbuch fürs 21. Jahrhundert. Übertragen und kommentiert von Ralph Skuban. dtv 2020)

Wenn Sie diese Regeln befolgen, tragen Sie zu Ihrem eigenen Seelenfrieden und einem harmonischen und friedlichen Miteinander mit Ihrem Umfeld bei. Außerdem schaffen Sie sich kein negatives Karma (Ursache und Wirkung). Sie haben weniger Sorgen und können sich besser auf die Meditation konzentrieren. Sie leben dann ein tugendhaftes Leben und müssen sich weniger Gedanken machen, die Sie wiederum beim Meditieren stören würden. »Ein ruhiges Gewissen ist ein sanftes Ruhekissen.« Es ist also von immanenter Wichtigkeit, diese Regeln zu befolgen! Aber das machen Sie ja wahrscheinlich sowieso schon.

Die vier himmlischen Verweilzustände

Unser geistiges und emotionales Herz hat vier Gesichter. Jedes Gesicht betrachtet die Welt aus einer anderen Perspektive und reagiert auf andere Weise. Aber alle vier Gesichter gehören zu demselben Herzen. Diese vier Gesichter (oder Eigenschaften) sind untrennbar wie die vier Richtungen auf einem Kompass. Zum Teil überschneiden sie sich und sind sich ähnlich. Die Unterschiede liegen oft nur in Nuancen, sodass Sie zunächst ein wenig über die genaue Bedeutung nachdenken müssen.

In der Achtsamkeitsphilosophie werden folgende vier Herzeigenschaften unterschieden:

1. Zuneigung und Wohlwollen (Metta)
2. Mitgefühl (Karuna)
3. Mitfreude (Mudita)
4. Gleichmut (Upekkha)

Es handelt sich um vier verschiedene Facetten und Ausdrucksformen der Grundkraft im Universum, der Liebe. Im Original heißen diese vier Eigenschaften »Brahmaviharas« oder »Wohnstätte Brahmas« oder »Wohnstätte der Götter«, das heißt, es sind »göttliche« oder sehr edle Eigenschaften.

Diese vier himmlischen Eigenschaften können Sie einerseits bewusst trainieren, andererseits tauchen sie spontan auf, wenn Sie sich in tieferen Meditationszuständen befinden und wenn Sie entspannt und ohne Stress sind.

Wie sind die Verweilzustände zu verstehen?

Wir haben die ersten vier Tage unter ein Motto aus diesen himmlischen Verweilzuständen gestellt. Vor dem jeweiligen Achtsamkeitstag sollten Sie sich geistig und emotional darauf einstimmen und im Tagesverlauf immer wieder daran denken:

1. Wohlwollen
2. Mitgefühl
3. Freude
4. Gleichmut

Das klingt zunächst vielleicht etwas abstrakt. Übertragen wir es also einmal auf den Alltag: Stellen Sie sich einen Hundewelpen vor, für den alles noch ganz neu ist. Wenn man diesen kleinen niedlichen Hund sieht (Sie können sich natürlich auch eine Katze vorstellen), dann erweckt das in uns ein natürliches Gefühl von Wohlwollen, Güte, Zuneigung und Herzlichkeit (Metta). Diese Zuneigung ist selbstlos. Wenn sich der Hund aus dem Beispiel verletzt oder es ihm nicht gut geht, wird automatisch Mitgefühl in uns geweckt (Karuna). Wir wollen uns um ihn kümmern und ihm helfen, ihn unterstützen. Wir wollen nicht, dass er unnötig leidet. Das Mitgefühl ist auch wieder rein und uneigennützig, sonst wäre es Mitleid. Wenn der kleine Hund herumtollt und sich freut, freuen wir uns mit ihm (Mudita) und wir sind angesteckt durch seinen Übermut. Diese Freude ist echt und nicht gespielt. Wenn der kleine Hund dann seine ersten negativen Erfahrungen im Leben macht und zum Beispiel einem Eichhörnchen hinterherrennt, das er niemals fangen kann, und dann enttäuscht ist, erzeugt dies Gleichmut in uns (Upekkha). Denn wir sind lebenserfahrener und verstehen die Höhen und Tiefen, die der kleine Hund durchmacht, die aber zum Leben dazu gehören. Er muss seine eigenen Erfahrungen machen. Wir reagieren ausgewogen und lassen uns nicht mitreißen, stellen ihm eine stabile, ausgeglichene Basis zur Verfügung, an die er sich immer wenden kann. Auf keinen Fall sind wir dabei gleichgültig. Der kleine Hund ist uns wichtig, wir lieben ihn. Trotzdem können wir einen nüchternen Abstand zu seinen Lebenserfahrungen wahren.

Wie wirken die Verweilzustände in unserem Leben?

Wenn wir diese vier Eigenschaften trainieren und sie uns öfter bewusstmachen, können wir aggressiv und unfreundlich auftretenden Menschen mit Wohlwollen begegnen und ein ausgeglichenes Mitgefühl für die Menschen entwickeln, die sich gerade in schwierigen Lebenssituationen befinden. Wir können unbeschwerte Freude ohne jeglichen Neid empfinden, wenn sich jemand in unserem Umfeld freut und etwas feiert, und wir können gleichmütige Liebe für Menschen empfinden, die sich gerade selbst im Weg stehen und denen wir im Moment nicht helfen können.

Die vier Eigenschaften sind dabei alle selbstlos (so weit wie möglich). Sobald sich das Ego einmischt, verwässern sie und werden zu den sogenannten »nahen Feinden«. Der ferne Feind ist das Gegenteil der Eigenschaft (siehe Tabelle auf Seite 22).

All diese Eigenschaften gelten nicht nur für andere und unsere Umwelt, sondern sind natürlich auch für uns selbst gedacht. Denn

Eigenschaften und ihre Feinde

Geisteszustand	Naher Feind	Ferner Feind
Metta – (selbstlose) Zuneigung, Liebe, Güte	(eigennützige) Zuneigung	Hass
Karuna – Mitgefühl	Mitleid	Grausamkeit
Mudita – Mitfreude	unechte, übertriebene Freude/ Heuchelei	Neid
Upekkha – Gleichmut	Gleichgültigkeit	Unruhe, Aufregung, Begehren

wir sind ja ein Teil der Umwelt. Wir dürfen also auch uns selbst gegenüber gütig, mitfühlend, freudig und ausgeglichen sein. Das Ganze fasst man unter dem Begriff »Selbstmitgefühl« zusammen. Wenn wir uns selbst lieben, können wir auch viel besser anderen Menschen wohlwollend gegenübertreten, als wenn wir uns eher selbstkritisch und streng gegenüberstehen. Wenn wir nicht gestresst sind und Zeit für uns haben, kommen diese Eigenschaften sowieso von selbst zum Vorschein. Wir müssen sie nur bemerken und kultivieren.

Wie können wir uns darin üben?

Die Praxis besteht darin, die vier Eigenschaften im Alltag zu bemerken, wenn sie auftreten. Am besten üben Sie, indem Sie zunächst an eine Person (oder ein Tier) denken, bei der es Ihnen leichtfällt, genau diese Gefühle und Haltungen zu spüren. Dann versuchen Sie, in der jeweiligen Stimmung zu verweilen und sie länger aufrechtzuerhalten, so wie bei allen Meditationen. Das heißt: Sie bleiben bei dem Oberthema, ohne sich ablenken zu lassen, und kehren immer wieder dorthin zurück. Der Rest kommt dann durch Wiederholungen. Je öfter Sie üben und daran denken, desto mehr werden die Eigenschaften gestärkt. Dann können Sie sie auch im Alltag üben und in etwas schwierigeren Situationen auch mit Menschen, die Ihnen nicht so nahestehen. Zwischendurch sollten Sie sich mehrmals an das Tagesthema erinnern.

Machen Sie sich keinen Stress, wenn Sie zunächst die Nuancen der vier Eigenschaften nicht so genau voneinander trennen können, weil sie alle vier ganz grundlegend sind, es Überschneidungen gibt und sie wahrscheinlich sowieso alle vier während der Meditation auftauchen. Wenden Sie sie vor allem auch auf sich selbst an. Also gehen Sie liebevoll und fürsorglich mit sich um. Erfreuen Sie sich an sich selbst und seien Sie dankbar für alles Gute, das Ihnen widerfährt. Und wenn mal etwas nicht so gut klappt, üben Sie sich in Gleichmut. Es kommt hoffentlich noch eine neue Gelegenheit.

Machen Sie sich am Vortag des jeweiligen Achtsamkeitstages kurz Gedanken zu dem Tagesmotto. Überlegen Sie sich, was der jeweilige Begriff für Sie bedeutet. Suchen Sie Beispiele aus dem Alltag, die Sie dazu erlebt haben, wo Sie dem Thema begegnet sind und was Sie mit dem Begriff verbinden. Am Tag selbst finden Sie immer am Anfang eine kleine einleitende Meditation oder Kontemplation zu den Begriffen. Um die Prinzipien besser zu verstehen, schauen Sie sich auch den jeweiligen »fernen Feind« des Prinzips an, also das Gegenteil, und versuchen Sie zu verstehen, was damit gemeint ist, wenn die Prinzipien selbstlos zu verstehen sind, also uneigennützig, und was es heißt, wenn sie durch Egoismus getrübt werden (naher Feind). Legen Sie die Begriffe aber nicht zu sehr auf die Goldwaage. Experimentieren Sie einfach damit. Im Laufe des Meditationstages kommen Sie immer wieder auf das Leitthema zurück, denken darüber nach, machen sich Notizen und Gedanken dazu und nehmen das Thema in die Meditationen hinein, indem Sie sich immer wieder daran erinnern. Aber ganz ohne Stress!

Patanjalis achtgliedriger Yogapfad

In den unterschiedlichen Yoga-Traditionen finden sich Vorschläge für einen achtsamen Umgang mit sich selbst und anderen. In den Yogasutren von Patanjali (zum Beispiel: Patanjali: Das Yoga Sutra – Von der Erkenntnis zur Befreiung. Theseus; 2013), einem der grundlegenden Texte der Yogalehre, werden u. a. die Yamas und Niyamas aufgeführt, die inneren und äußeren Verpflichtungen. Sie sind Teil des achtgliedrigen Yogaweges, der auch Pranayama (Atemtechniken), Asanas (Körperübungen) und verschiedene Aspekte der Meditation umfasst.

Ziel dieses Übungswegs ist es, uns dabei zu unterstützen, in einen friedvollen und klaren Zustand des Geistes zu gelangen. Die letzten Stufen des Yogaweges umfassen die verschiedenen Ebenen der Meditation, die auch unter dem Begriff Samyama zusammengefasst werden. Dharana (Konzentration und Achtsamkeit, zum Beispiel die bewusste Ausrichtung auf den Atem) steht am Anfang, gefolgt von Dhyana, was oft mit Meditation übersetzt wird. Auf dieser Stufe ist Ihr Geist bereits vollständig auf das Objekt der Meditation ausgerichtet, sodass keine Bewertung mehr stattfindet, sondern ein neutrales Beobachten, ein Versenken erfahren wird. Auf der letzten Stufe, Samadhi, löst sich das Selbst von seinen Konditionierungen und erfährt seinen wahren Wesenskern und wahre Freiheit.

Patanjalis achtgliedriger Weg hilft uns Yogis, frei und unabhängig von Mustern und Erwartungen, eigenen und denen anderer, zu leben. Eine stetige Yogapraxis, die alle Aspekte des achtgliedrigen Pfades umfasst, kann uns dabei unterstützen. Der achtgliedrige Pfad setzt sich aus den folgenden »Gliedern« bzw. »Stufen« zusammen:

1. **Yamas:** Vorschläge für den Umgang mit anderen
2. **Niyamas:** Vorschläge für den Umgang mit sich selbst
3. **Asanas:** Üben der Körperhaltungen

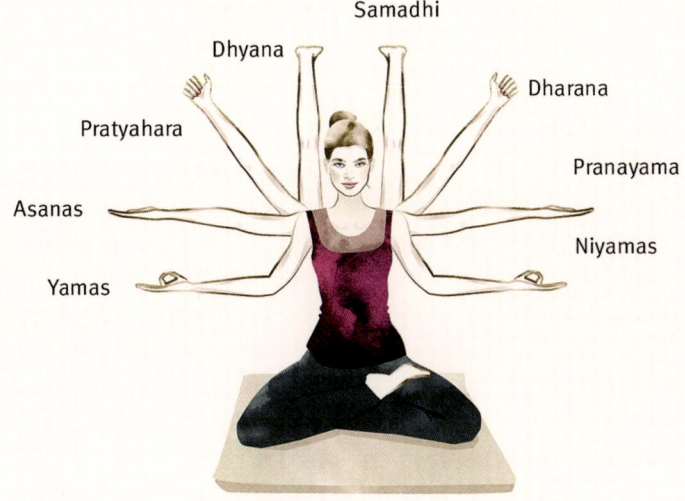

4. **Pranayama:** Übungen zur Atemkontrolle
5. **Pratyahara:** Zurückziehen der Sinne
6. **Dharana:** Vorstufe der Meditation durch die Konzentration auf den Atem oder einen Gegenstand
7. **Dhyana:** Meditation (der Geist kommt zur Ruhe, wird frei von Ablenkung)
8. **Samadhi:** reines Bewusstsein, Glückseligkeit, Erleuchtung

Die einzelnen Glieder bauen einerseits aufeinander auf, greifen aber gleichzeitig ineinander und bedingen sich entsprechend. Vor allem die Yamas und Niyamas können hilfreich sein, eigene Muster zu erkennen und das eigene Handeln besser zu verstehen.

Die fünf Yamas – der Umgang mit anderen

1. Ahimsa – Gewaltlosigkeit: keine Gewalt anwenden, weder in Worten, noch in Taten. Achtsam und rücksichtsvoll gegenüber allen Lebewesen sein.
2. Satya – Wahrhaftigkeit: sich selbst und andere nicht belügen, sich wahrhaftig verhalten. Klug und besonnen mit der Wahrheit umgehen, um damit niemanden zu verletzen.
3. Asteya – nicht stehlen: nicht betrügen, keine Wertsachen stehlen, sich nicht mit fremden Federn schmücken, nicht die Ideen anderer als die eigenen ausgeben.
4. Brahmacharya – Mäßigung: nicht gierig sein. Sich selbst beherrschen und nicht von allem zu viel

wollen. Grenzen respektieren, die eigenen und auch die anderer Menschen.
5. Aparigraha – Genügsamkeit: nichts anhäufen und sich auf das Nötige beschränken. Nur das nehmen, was man braucht.

Die fünf Niyamas – der Umgang mit sich selbst

1. Shauca – Reinheit: sich körperlich und seelisch rein halten.
2. Santosha – Zufriedenheit: annehmen, was ist. Sich nicht vergleichen, sondern zufrieden sein mit dem, was ist und was man hat.
3. Tapas – Selbstdisziplin: Durchhaltevermögen. Immer sein Bestes geben, auch wenn es schwerfällt. Dranbleiben und Hindernisse durch diese Ausdauer, dieses Brennen für etwas überwinden.
4. Svadhyana – Selbstreflektion: das eigene Handeln immer wieder reflektieren, Fehler eingestehen.
5. Ishvara Pranidhana – der Glaube an etwas Größeres: sein Bestes geben und darauf vertrauen, dass alles einen Sinn hat, auch wenn er nicht zu erkennen ist.

Fünf Hindernisse bei der Meditation

1. Unruhe. Sie legt sich mit der Zeit im Verlauf des Tages, je mehr Sie in die Meditation hineinkommen. Die anhaltende Konzentration während der Übungen lässt sie zusätzlich abnehmen. Auch Pausen und regelmäßiger Schlaf (ausgeruht sein) sind ein Gegenmittel.
2. Müdigkeit und Trägheit, zum Beispiel das »Mittagstief«, sind unvermeidbar. Sie müssen dann gegebenenfalls aufstehen, die Position verändern. Zur Not hilft auch übertriebenes, tiefes Durchatmen oder kaltes Wasser.
3. Begierde, Ehrgeiz oder der Drang, etwas erreichen zu wollen, zum Beispiel die »bestmögliche Meditation«, lässt sich durch die Erkenntnis der Vergänglichkeit bremsen: Alles, was entsteht, muss auch wieder vergehen.
4. Unwillen und Abneigung lassen sich gut mit Wohlwollen und Mitgefühl begegnen. Bei Gegensatzpaaren hilft immer das Trainieren von Gleichmut, also die Ausgewogenheit, zum Beispiel zwischen Unruhe und Müdigkeit. Versuchen Sie, die Mitte zu finden.

5. Wenn Zweifel auftauchen, hilft Vertrauen in die zahllosen Meditationslehrer und -schüler, die den Weg schon vor Ihnen gegangen sind. Das Gegenmittel sind zum Beispiel die Weisheiten und Texte, die Sie in der Einheit zum Selbststudium (Seite 18) nachlesen können.

Wenn diese Hindernisse auftauchen, gilt es, sie zunächst zu bemerken und anzuerkennen. Kämpfen Sie nicht dagegen an, weil es das Hindernis sonst möglicherweise nur verstärkt. Versuchen Sie, es zu benennen, es einzuordnen, es zu identifizieren. Dann versuchen Sie, es auszugleichen, also Extreme zu vermeiden. Steigern Sie sich nicht hinein, sondern versuchen Sie, es stehen zu lassen im Sinne der Akzeptanz. Versuchen Sie dann, es loszulassen und zur Meditation zurückzukehren. Die Hindernisse lassen sich nicht vermeiden. Man muss auf sie vorbereitet sein. Wenn man weiß, dass sie auftauchen, kann man sich aber auf sie einstellen.

Kleshas – Vorlieben und Abneigungen

Patanjali nennt fünf Störfaktoren unseres Geistes, die Kleshas. Das sind tiefsitzende Muster, Vorlieben und Abneigungen, die die Ursache unseres Leidens darstellen, indem sie unsere Handlungen beeinflussen und unseren Geist daran hindern, zur Ruhe zu kommen.

1. Avidya – Nicht-Wissen, falsches Wissen, Nicht-Erkennen: subjektives Wissen, das aus den gemachten Erfahrungen erwächst und fälschlicherweise für die Wahrheit gehalten wird.
2. Asmita – Ich-Identifikation, falsches Selbstbild: übersteigerter Egoismus oder ein Gefühl der Minderwertigkeit.
3. Raga – Begehren, übertriebene Anhaftung: Verlangen, Gier und Sucht.
4. Dvesha – Vermeidung, übertriebene Ablehnung: Nicht-Haben-Wollen, Hass.
5. Abhiniveshna – (existenzielle) Angst, Unsicherheit.

Die Kleshas, die tief in uns verankert sind, können wir nicht gänzlich überwinden. Wir können aber versuchen, unsere persönlichen Störfaktoren zu erkennen, sie zu verstehen und ihnen mit Gleichmut (Vairagya) zu begegnen. Was dabei hilft, sind die einzelnen Schritte des achtgliedrigen Pfades.

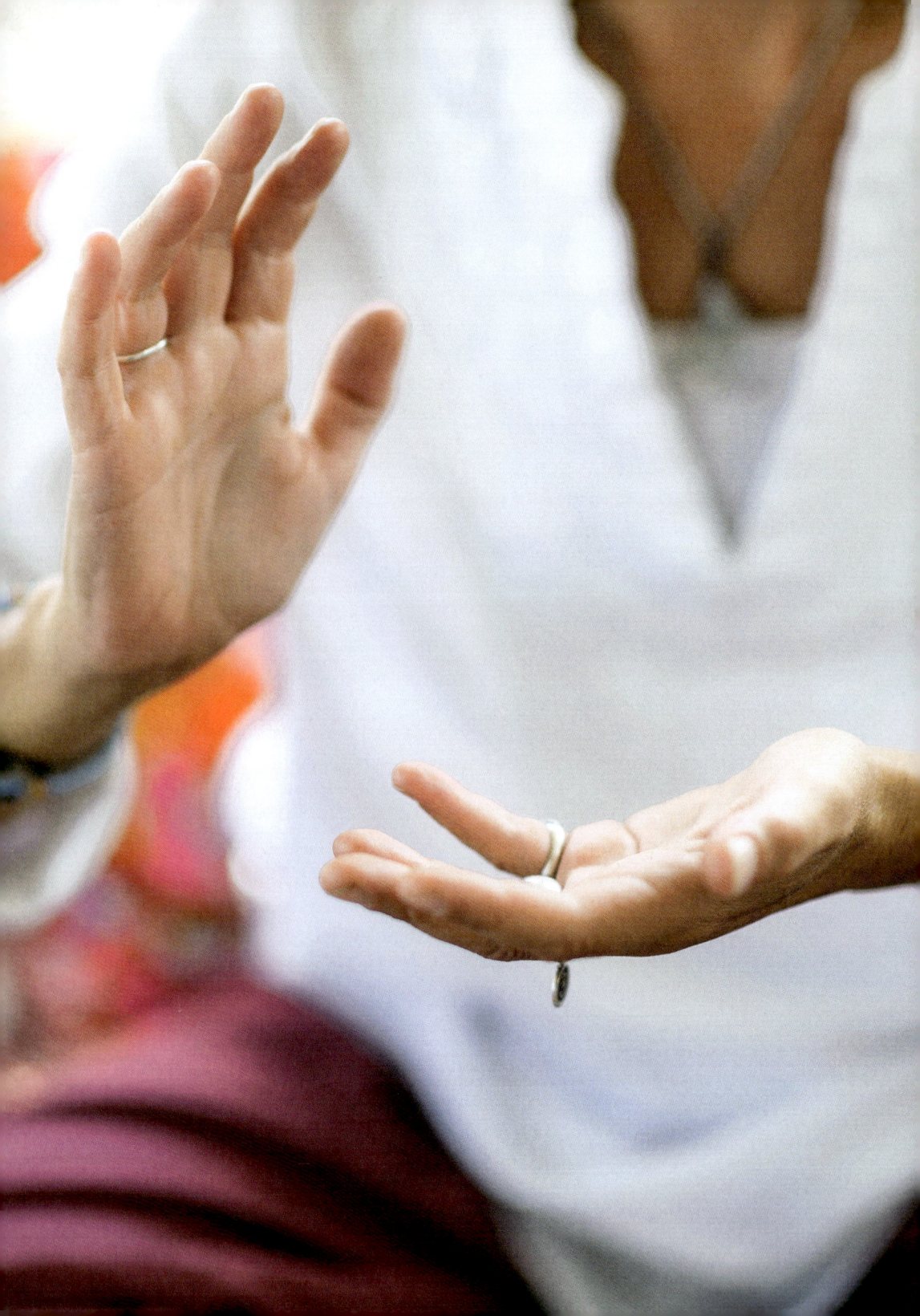

Erstes Tagesprogramm:

Wohlwollen

Wohlwollen – Gutes wünschen

Das heutige Tagesmotto »Wohlwollen« klingt etwas altmodisch, umfasst aber viele Facetten. Tun Sie sich selbst etwas Gutes und wünschen Sie auch anderen das Beste. Sie konzentrieren sich an Ihrem 1. Achtsamkeitstag hauptsächlich auf Ihre Atmung und/oder auf Körperempfindungen.

Der Achtsamkeitstag ist etwas wie Ihr »Kurzurlaub«. Sie sind »dann mal weg« für einen Tag. Wenn Sie mit einem Partner oder Ihrer Familie zusammenleben, informieren Sie daher vorher alle Mitbewohner, dass Sie an diesem Tag möglichst ungestört bleiben möchten und man Sie in Ruhe lässt (außer in Notfällen). Vielleicht geht auch ausnahmsweise mal jemand anderes mit dem Hund raus. Vermeiden Sie oberflächliche Gespräche und Small-Talk, der Sie unnötig ablenken könnte, falls Sie dennoch Familienmitgliedern über den Weg laufen.

Idealerweise können Sie den ganzen Tag ganz für sich in Stille verbringen. Das Telefon stellen Sie stumm. Sie sind einfach mal einen Tag nicht zu erreichen. Wichtigen Menschen haben Sie das vorher natürlich erklärt. Wenn Sie mit Freunden zusammen üben, versuchen Sie, den ganzen Tag über möglichst zu schweigen, außer wenn man Organisatorisches besprechen muss. Am Ende des Tages können Sie gern wieder sprechen und sich austauschen.

Ausrichtung auf das Tagesmotto

Das heutige Tagesmotto lautet »Wohlwollen« – oder wohlwollende Freundlichkeit bzw. Sanftheit, Herzlichkeit. Im Original wird der Begriff Metta (Pali) benutzt oder im Sanskrit: Maitri. Gemeint ist uneigennütziges Wohlwollen gegenüber anderen Lebewesen. Also nicht nur gegenüber Menschen, sondern auch gegenüber Tieren und Pflanzen. Andere Übersetzungen des Begriffs sind »Freundschaft« und »liebevolle Güte«. Stören Sie sich nicht an den etwas altmodischen Begriffen. Letztlich geht es darum, jemand anderem etwas Gutes zu wünschen. Uneigennützig (das angestrebte Ideal) ist zum Beispiel eine Mutter, die ihr Kind stillt. Das wäre »Metta« in Reinform.

Überlegen Sie einmal, was diese Begriffe für Sie bedeuten. Im Laufe des Tages schicken Sie ruhig in Gedanken mehrmals freundliche Wünsche an Ihnen liebe Personen. Das gilt natürlich auch für Ihr Haustier und Ihre Pflanzen. Und da Sie selbst auch ein Teil dieser Welt sind, dürfen Sie natürlich auch freundlich und wohlwollend zu sich selbst sein.

Die klassischen freundlichen Wünsche, die Sie »aussenden« können:

- Mögest du in Sicherheit leben!
- Mögest du glücklich sein!
- Mögest du gesund sein!
- Mögest du mit Leichtigkeit leben (ohne große Schwierigkeiten)!

Wenn Ihnen diese Formulierungen zu altmodisch sind, finden Sie eigene Wünsche für Ihr Umfeld, zum Beispiel:

— Ich wünsche dir viel Glück bei deiner Prüfung!
— Habt eine schöne Reise!
— Viel Spaß heute im Kino!

Ihnen sind da keine Grenzen gesetzt. Übrigens sind die Wünsche »Guten Tag« oder »Guten Appetit« nichts anderes. Allerdings werden sie meistens mechanisch heruntergerattert. Versuchen Sie es einmal achtsam und mit »Herz«.

Denken Sie im Laufe des Tages öfter einmal über das Tagesmotto nach und machen sich evtl. später auch ein paar Notizen dazu im Tagebuch.

Zum Reflektieren über Metta gehört auch, sich das Gegenteil bewusst zu machen. Also: Was bedeutet es, dieses Wohlwollen für andere nicht zu empfinden? Warum habe ich Schwierigkeiten damit? Das kann gute Gründe haben. Auch Erinnerungen daran, nicht freundlich behandelt worden zu sein, gehören dazu. Zum Üben legen Sie aber den Schwerpunkt auf das Aussenden der freundlichen Wünsche und lassen es auf sich wirken.

Wachwerden und Aufstehen

Guten Morgen! Willkommen zu Ihrem ersten Achtsamkeitstag! Es ist Zeit, langsam und bewusst wach zu werden und zunächst den Übergang vom Schlaf zum Wachsein bewusst zu erleben. Stürmen Sie also nicht wie sonst schlaftrunken ins Bad, sondern bleiben Sie erst einmal ruhig liegen. Beginnen Sie den Tag mit einem Bodyscan.

Bodyscan

Wir machen den Bodyscan heute besonders ausführlich. Dies ist die längste Übungsbeschreibung im ganzen Buch. Lassen Sie sich also nicht von der Ausführlichkeit beirren. Wenn Sie das Prinzip einmal verstanden haben (»Stück für Stück«), dann können Sie auch wesentlich kürzere Varianten anwenden. An den anderen Achtsamkeitstagen werden wir dann nur einzelne Elemente der Übung austauschen. Sie können selbstverständlich auch eine abgekürzte Form des Bodyscans machen, wenn Sie ihn schon kennen.

— Konzentrieren Sie sich zunächst auf Ihren Atem. Finden Sie heraus, wo Sie ihn im Moment am deutlichsten spüren können. Da verweilen Sie für ein paar Atemzüge.
— Versuchen Sie dann, ein Gespür für Ihren Körper als Ganzes zu bekommen, also von den Fußspitzen bis zum Scheitel. Liegen Sie auf dem Bauch, auf dem Rücken oder auf der Seite? Wo zeigt die Nasenspitze hin? Wo zeigen die Knie hin? Verweilen Sie einen Moment bei dieser Wahrnehmung des ganzen Körpers.
— Gehen Sie bei der Wahrnehmung durch alle Sinnessysteme: Spüren Sie zunächst einmal die Bettdecke. Wo haben Sie Kontakt mit ihr? Spüren Sie Temperatur und Druckempfindungen wie Schwere oder Leichtigkeit. Spüren Sie dann den Pyjama oder das Nachthemd und den Kontakt der Haut mit dem Bettlaken.
— Nehmen Sie bewusst wahr, was Sie im Moment sehen. Was liegt im Blickfeld? Einfach genau beobachten und zur Kenntnis nehmen. Achten Sie auf die Farben, auf die Formen, auf die Strukturen. Verweilen Sie eine Zeitlang bei dieser Wahrnehmung.
— Dann kommt das Gehör dran: Können Sie Geräusche wahrnehmen? Oder ist es still im Raum? Von wo kommen die Geräusche? Verweilen Sie bei dieser Wahrnehmung.

—— Gehen Sie als Nächstes zum rechten Arm: Nehmen Sie erst den Arm als Ganzes wahr. Wie liegt er? Wo hat er Kontakt? Wie fühlt sich die Kleidung am Arm an? Wie die Bettdecke? Zoomen Sie dann mehr ins Detail: Gehen Sie zur rechten Hand: Wie liegt sie? Wo zeigen die Fingerspitzen hin? Sind die Finger gebeugt oder gestreckt? Zoomen Sie auf das Gefühl in der Handfläche. Spüren Sie den Handrücken. Dann die ganze Hand. Verweilen Sie bei dieser Wahrnehmung. Dann wandern Sie mit der Aufmerksamkeit weiter: Scannen Sie die Rückseite des rechten Unterarms von unten nach oben. Dann die Vorderseite. Dann den ganzen Unterarm. Gehen Sie weiter zum Oberarm. Scannen Sie Rückseite und Vorderseite einschließlich der Schulter. Nehmen Sie dann den ganzen Oberarm wahr. Verweilen Sie bei dieser Wahrnehmung. Wandern Sie dann weiter mit Ihrer Aufmerksamkeit.

—— Genauso scannen Sie sich durch den linken Arm: Nehmen Sie erst den Arm als Ganzes wahr. Wie liegt er? Wo hat er Kontakt? Wie fühlt sich die Kleidung am Arm an? Wie die Bettdecke? Zoomen Sie dann mehr ins Detail: Gehen Sie zur linken Hand: Wie liegt sie? Wo zeigen die Fingerspitzen hin? Sind die Finger gebeugt oder gestreckt? Zoomen Sie auf das Gefühl in der Handfläche. Verweilen Sie bei dieser Wahrnehmung. Wandern Sie dann weiter mit der Aufmerksamkeit. Spüren Sie den Handrücken. Dann die ganze Hand. Scannen Sie die Rückseite des linken Unterarms nach oben. Dann die Vorderseite. Dann den ganzen Unterarm. Gehen Sie weiter zum Oberarm, Rückseite und Vorderseite einschließlich der Schulter. Nehmen Sie dann den ganzen Oberarm wahr. Verweilen Sie bei dieser Wahrnehmung. Wandern Sie dann weiter mit Ihrer Aufmerksamkeit.

—— Nun gehen Sie zum rechten Bein. Spüren Sie zunächst das rechte Bein als Ganzes. Dann zoomen Sie ins Detail: Wo zeigen die Füße hin? Konzentrieren Sie sich auf den Fußrücken. Auf die Zehen. Auf das Gefühl der Luft an der Haut bzw. das Gefühl der Bettdecke. Dann scannen Sie die Fußsohle. Schließlich nehmen Sie den Fuß als Ganzes wahr. Verweilen Sie bei dieser Wahrnehmung. Wandern Sie dann weiter mit Ihrer Aufmerksamkeit. Es folgt der Unterschenkel. Scannen Sie nacheinander die Vorderseite, die Rückseite, den ganzen Unterschenkel. Dann die Knieregion. Achten Sie weiter auf Empfindungen der Kleidung, der Luft, der Bettwäsche. Verweilen Sie bei dieser Wahrnehmung. Dann wandern Sie weiter mit Ihrer Aufmerksamkeit. Es folgt der Oberschenkel. Nacheinander scannen Sie die Vorderseite, die Rückseite, den ganzen Oberschenkel.

— Genauso scannen Sie das linke Bein.

— Es folgt nun der Unterleib. Spüren Sie die Rückseite, die beiden Pobacken, dann die Vorderseite. Achten Sie darauf, wie der Atem den Unterleib leicht anhebt und leicht senkt. Nehmen Sie die Seiten des Unterleibs rechts und links wahr. Lenken Sie Ihre Aufmerksamkeit auf die Decke, die Nachtwäsche, die Temperatur. Verweilen Sie bei dieser Wahrnehmung. Achten Sie darauf, nicht wieder einzuschlafen! Wandern Sie dann weiter mit Ihrer Aufmerksamkeit.

— Es geht nun zum Bauch. Achten Sie darauf, wie der Atem den Bauch leicht anhebt und leicht senkt. Spüren Sie auch die Seiten des Bauchs rechts und links. Lassen Sie sich Zeit dafür. Fokussieren Sie dann auf die Rückseite des Bauchs: die untere Wirbelsäule. Versuchen Sie, den Bauch als Ganzes zu spüren: Vorderseite, Rückseite, rechts und links.

— Sind Sie noch bei der Atmung? Oder sind Sie vielleicht mit Ihren Gedanken abgeschweift? Dann kehren Sie zur Atmung zurück und zu der Körperregion, wo Sie zuletzt mit der Aufmerksamkeit waren.

— Es geht weiter zum Brustkorb. Achten Sie hier auf die Atmung, wie sich Ihr Brustkorb hebt und senkt. Dann fokussieren Sie auf die Rückseite des Brustkorbs, der oberen

—— Wirbelsäule, dann auf die beiden Seiten, rechts und links. Beobachten Sie, wie der Brustkorb mit der Atmung mitgeht.

—— Nehmen Sie die Arme mit in die Aufmerksamkeit. Spüren Sie, wie sich die Schultern heben und senken und sich die Arme mitbewegen. Verweilen Sie bei dieser Wahrnehmung. Wandern Sie dann weiter mit der Aufmerksamkeit.

—— Nun geht es zum Hals und zur Halswirbelsäule. Spüren Sie die Vorder- und die Rückseite. Nehmen Sie die beiden Seiten rechts und links nach und nach dazu.

—— Scannen Sie dann Ihr Gesicht. Durchwandern Sie die mimische Muskulatur: Wo zeigt die Nasenspitze hin? Nehmen Sie die Augen und die umgebenden Muskeln wahr. Wo zeigen die Ohren hin?

—— Spüren Sie die Rückseite vom Kopf. Achten Sie dabei auf den Kontakt mit der Unterlage, dem Kissen. Wie weich fühlt sich die Umgebung an? Die Matratze? Die Bettwäsche? Sind Sie noch bei der Atmung? Oder sind Sie vielleicht mit Ihren Gedanken abgeschweift? Dann kehren Sie zur Atmung zurück und zu der Körperregion, wo Sie zuletzt mit der Aufmerksamkeit waren.

—— Nehmen Sie jetzt noch die Haare und die Kopfhaut hinzu. Spüren Sie dann den ganzen Kopf: Vorder- und Rückseite, rechte und linke Seite. Wenn Sie auf der Seite liegen, konzentrieren Sie sich auf den Unterschied zwischen dem linken und dem rechten Ohr.

—— Versuchen Sie, nicht wieder einzuschlafen. Halten Sie das Gefühl der Wachheit, der Konzentration, des Fokus. Bleiben Sie so viel wie möglich in der Gegenwart und schweifen Sie nicht mit den Gedanken ab.

—— Sie können sich gerne räkeln und strecken.

Stehen Sie jetzt langsam auf und gehen Sie bewusst und achtsam ins Badezimmer.

Morgentoilette

Versuchen Sie, bei der Morgentoilette auch so viel Achtsamkeit wie möglich walten zu lassen. Dabei hilft, alles mit Absicht etwas langsamer zu machen. Beim Waschen, Zähneputzen, Haarekämmen usw. achten Sie auf Ihre Bewegungen und Ihre Körperhaltung. Spüren Sie die Temperatur des Wassers, die Textur des Handtuchs, den Geschmack der Zahnpasta, der Geruch etwaiger Kosmetika usw. Versuchen Sie, so viel wie möglich mit den Sinnen mitzukriegen.

Spulen Sie nicht, wie sonst, eine Morgenroutine im Autopiloten ab, sondern lassen Sie sich Zeit. Versuchen Sie, bei der Sache zu bleiben und sich nicht in Gedanken zu verlieren. Blicken Sie sich dann einmal bewusst im Spiegel an und lächeln Sie sich zu. Wünschen Sie sich etwas Nettes und gratulieren Sie sich dazu, dass Sie sich nun diesen ganzen Tag in Achtsamkeit gönnen. Seien Sie gespannt, was da auf Sie zukommt.

Lassen Sie sich Zeit beim Anziehen. Wenn Sie sich nicht schon Sachen bereitgelegt haben, haben Sie ruhig etwas Spaß bei der Farbauswahl. Ziehen Sie sich bewusst und langsam an. Achten Sie darauf, dass die Kleidung bequem ist. Noch ein Blick in den Spiegel, zwinkern Sie sich zu und auf geht's zum Frühstück.

Frühstück

Wichtig ist nun (übrigens bei allen Mahlzeiten), dass Sie Ihre Achtsamkeit vor allem auf das Essen und Ihren Körper richten, und zwar bei der Vorbereitung des Essens, während des Essens und auch danach. Sie haben sich bestimmt einige Automatismen und Routinen beim Essen angewöhnt. Die könnten sich jetzt eventuell verändern, wenn Sie achtsam bei der Zubereitung und beim Essen sind. Lassen Sie sich überraschen. Wenn Sie mit Ihren bisherigen Gewohnheiten zufrieden sind, können Sie sie natürlich beibehalten. Vielleicht probieren Sie aber einfach mal etwas Neues aus, zum Beispiel unsere Rezeptvorschläge.

Bevor Sie frühstücken, schätzen Sie zunächst einmal Ihren Hunger ein. Gehen Sie mit der Aufmerksamkeit nach innen und spüren Sie nach. Haben Sie einen »Bärenhunger« oder nur ganz wenig? Ordnen Sie Ihren Hunger auf einer Skala von 1 bis 10 ein (1 = winzig, 10 = riesig). Bemühen Sie sich, in Zukunft generell vor dem Essen diese Einschätzung zu machen. Es könnte sogar sein, dass Sie gar keinen Hunger haben. Dann können Sie auch das Frühstück weglassen im Sinne des 16:8-Intervallfastens. Wenn der Hunger klein ist, bereiten Sie nur eine kleine Portion zu. Es wird empfohlen, den Magen zu Zweidritteln zu füllen.

Essen Sie langsam und bewusst, machen Sie zwischendurch Pausen und legen Sie das Besteck immer mal wieder ab. Wenn Sie ein neues Rezept ausprobieren, achten Sie darauf, wie es Ihnen schmeckt. Kauen Sie ausführlich und schlingen Sie nicht. Schweigen Sie und lenken Sie sich nicht ab. Zeitungen, Handys, Tablets usw. sollten Sie bei einem achtsamen Frühstück »verbannen«. Konzentrieren Sie sich voll und ganz auf das Essen. Nichts anderes. Lassen Sie sich nicht ablenken. Sie werden überrascht sein, dass Sie durch das langsamere Essen schneller satt sind. Wenn Sie das Gefühl haben, dass der Magen zu Zweidritteln voll ist, hören Sie auf, trinken Sie etwas und machen Sie eine Pause.

Unsere Rezepte sind als Inspiration zu verstehen. Je nach Jahreszeit können Sie natürlich bei den Zutaten variieren, zum Beispiel sommerliche Heidelbeeren durch Birnen und Äpfel im Herbst ersetzen oder was bei Ihnen in der Region gerade Saison hat und Ihnen besonders gut schmeckt. Kaufen Sie, wenn möglich, am besten regional und bio ein.

Achtsames Essen

Häufig greifen wir besonders in stressigen Phasen zu allem, was schnell verfügbar ist, statt uns die Zeit zur Vorbereitung und auch zum Essen in Ruhe zu nehmen. Die Ärztin und Zen-Lehrerin Jan Chozen Bays sieht den Grund dafür vor allem in »fehlendem Gewahrsein innerhalb des Körpers, Herzens und Geistes«. (Jan Chozen Bays: Achtsam essen. Freiburg: Arbor; 2018)

So führt sie sieben unterschiedliche Hungertypen auf (u. a. den Nasen-, Augen-, Magenhunger), die wir zwar alle über die Nahrung zu stillen versuchen, denen aber andere Bedürfnisse zugrunde liegen. Damit Sie ein tieferes Verständnis Ihres Essverhaltens erlangen, lohnt es sich, auch in Bezug auf Ihre Ernährungsweise, Achtsamkeit zu entwickeln und Ihr Essverhalten etwas bewusster anzuschauen.

Letztlich entscheiden Sie, was Ihnen schmeckt und was Ihnen guttut. Gerade beim Thema achtsames Essen geht es darum, das Essen und auch die Zubereitung mit allen Sinnen zu genießen. Keine Lebensmittel werden als 'schlecht' deklassiert und auch Kuchen oder Pizza sind erlaubt, wenn Sie darauf Appetit haben.

Achten Sie aber auf die Wirkung des Essens auf Ihren Körper, Ihr Gemüt und Ihrer Laune. Was können Sie gut verdauen? Was gibt Ihnen Kraft und stärkt Sie? Was nährt Sie? Was schmeckt Ihnen wann besonders gut? Generell sollten Sie so oft wie möglich vollwertige, frische und naturbelassene Lebensmittel zu sich nehmen, um sich mit allen wichtigen Nährstoffen zu versorgen. Aber auch die Zubereitungsart kann entscheidend dafür sein, wie gut Sie das jeweilige Lebensmittel vertragen. Probieren Sie es aus! Ihr Körper und auch Ihre Seele wissen, was gut für Sie ist.

Beeren-Müsli

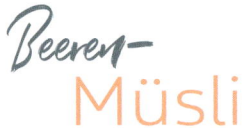

1 Person
10 Min.
....

je 1 EL Hirse-, Hafer- und Buchweizenflocken

1 TL Sesamsaat

1–2 getrocknete Feigen oder Datteln

100 g Heidelbeeren (oder andere Beeren)

150 g Naturjoghurt (oder pflanzliche Alternativen)

1 TL Honig

Flocken mit Sesamsaat vermischen. Feigen klein schneiden und untermischen. Beeren waschen. —— Joghurt in einer Schale mit dem Honig verrühren. Müsli auf dem Joghurt verteilen und Beeren dazugeben.

VARIANTEN: Sie können die Flocken nach Geschmack austauschen. Im Herbst und Winter schmecken die Flocken auch als warmer Getreidebrei lecker: Mit pflanzlicher Milch oder Wasser aufkochen, geriebene Äpfel oder Birnen und gewürfelte Feigen oder Datteln hinzugeben. In einer Schale servieren und mit etwas Zimt bestreuen.

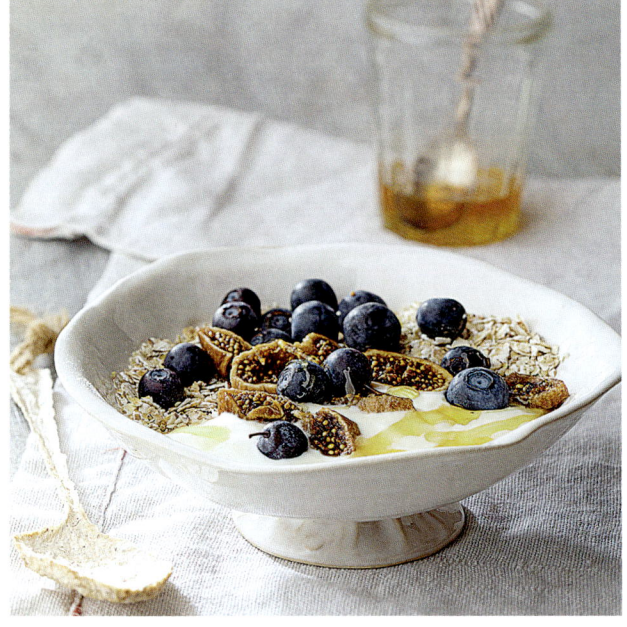

Warme Hirsebowl mit Ananas

Hirse mit Vanille und Chiasamen mischen. —— Hirse in den 2½-fachen Menge Wasser ca. 15 Min. kochen, dann zugedeckt quellen lassen. —— Kokosraspel und Mandelplättchen in einer kleinen Pfanne ohne Fett anrösten, bis sie zu duften beginnen. Dann beiseite stellen. —— Hirse mit einer Gabel auflockern und die Kokosmilch einrühren. —— Brei mit Ananas, Chiasamen und Mandelplättchen servieren.

1 Person
25 Min.
....

40 g Hirse
1 Msp. gemahlene Vanille
1 EL Chiasamen
1 EL Kokosraspel
1 EL Mandelplättchen
60 ml Kokosmilch
50 g frische Ananas (gewürfelt)

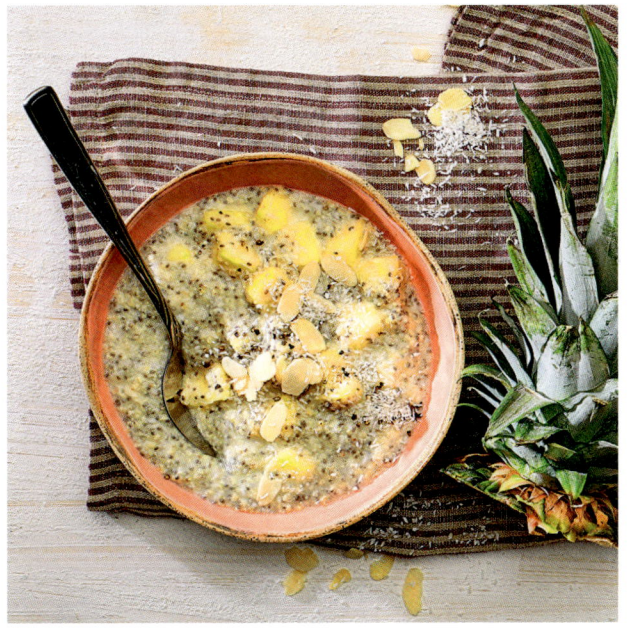

Wohlwollen – Gutes wünschen

Meditation

Traditionell werden Sitz- und Gehmeditation während eines Achtsamkeitstags mehrmals abgewechselt. Dadurch üben Sie die Meditation sowohl in Ruhe als auch in Bewegung. Unruhige Menschen lernen zur Ruhe zu kommen, träge Menschen werden dadurch wieder aktiviert. Wenn Sie lange gesessen haben, lockert das Gehen wieder auf und man schläft nicht so leicht ein.

Klassische Sitzmeditation

Wählen Sie eine stille Umgebung oder minimieren Sie Umgebungsgeräusche. Wenn Sie mit anderen zusammenwohnen, müssen Sie vorher Bescheid sagen und für Ruhe sorgen. Während der Sitzung soll Sie nichts und niemand ablenken, d. h. auch Telefon oder Handy ist stumm gestellt.

— Begeben Sie sich auf Ihr Meditationskissen oder Ihr Meditationsbänkchen oder einen Stuhl. Sitzen Sie bequem. Der Lotussitz ist cool, wenn Sie ihn können, aber nicht notwendig. Auch der Schneidersitz oder der Diamantsitz (auch Fersensitz genannt) ist okay. Sie können auch einfach nur auf einem Stuhl sitzen. Hauptsache ist, dass Sie sich wohlfühlen. Der Körper darf Sie während der Meditation nicht zu sehr ablenken. Wichtig ist es, aufrecht zu sitzen, nicht zu steif, nicht verkrampft, aber dennoch gerade.

— Dann scannen Sie durch den Körper. Korrigieren Sie die Position, bis Sie zufrieden sind. Lassen Sie Verspannungen los, »ruckeln« Sie sich zurecht. Zupfen Sie an Ihrer Kleidung, bis alles sitzt. Es darf nichts kneifen oder zu eng sein.

— Überlegen Sie sich, wie lange Sie meditieren möchten: 15, 30 oder 45 Minuten. Entsprechend stellen Sie Ihren Timer ein. Dann legen Sie los. Sie sitzen unbewegt. Ziel ist es, in

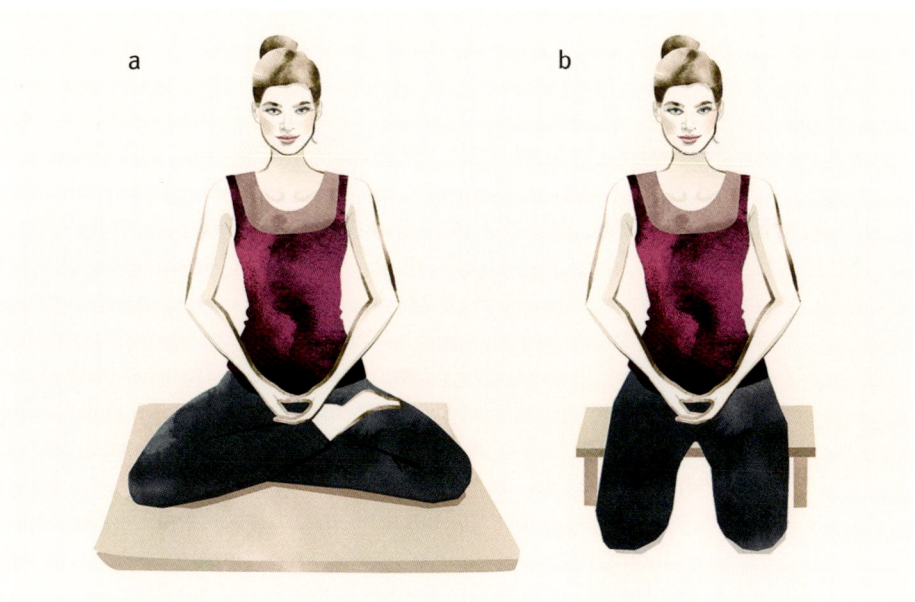

a) halber Lotussitz, b) Diamantsitz mit Sitzbank

die Stille zu gehen und still zu werden. Als Erstes machen wir eine Atemmeditation. Unser Meditationsobjekt, auf das wir die Aufmerksamkeit richten, ist also der Atem.

—— Ihr Blick ist entweder abgesenkt auf den Boden und weich (unfokussiert) oder die Augen sind geschlossen. (Wenn Sie vom Zen kommen, können Sie auch eine weiße Wand anschauen). Dann richten Sie Ihren Fokus auf die Atmung. Es gibt drei Etagen, auf denen Sie den Atem wahrnehmen können: der Gesichts-, Nasen- und Halsbereich, der Brustkorb und der Bauch.

—— Konzentrieren Sie sich zunächst auf den Gesichts-, Nasen- und Halsbereich. Beobachten und fühlen Sie einfach nur, wie der Atem kommt und geht. Nach einer Weile gehen Sie in den Brustbereich.

—— Auch dort beobachten und fühlen Sie einfach nur, wie der Atem kommt und geht.

—— Dann gehen Sie zum Bauch und wiederholen den Vorgang.

Wohlwollen – Gutes wünschen

- Bekommen Sie ein Gefühl für die Unterschiede der drei Etagen. Aber auch dafür, wie der Atem von oben nach unten wandert und wie alle drei Ebenen miteinander verbunden sind.
- Nach einer Weile suchen Sie sich die Stelle aus, an der Sie den Atem am besten spüren können. Dort verweilen Sie. Verfolgen Sie einfach nur die Ein- und Ausatmung und nehmen Sie dabei die Körperempfindungen wie Wärme, Kälte, Druck, Strömungsgefühl, Ausdehnung, Zusammenziehen usw. wahr.
- Sie können auch noch darauf achten, ob die Ausatmung genauso lang ist wie die Einatmung oder ob sie verschieden lang sind. Das reicht fürs Erste.
- Unweigerlich werden früher oder später Gedanken auftauchen, in denen Sie sich verlieren. Diese gilt es wahrzunehmen. Sobald Sie einen Gedanken oder ein Gedankenthema bemerken, benennen Sie es innerlich mit einer »Notiz«. Dann lassen Sie den Gedanken los und kehren wieder zur Atmung zurück. Das müssen Sie wahrscheinlich 1 000 Mal wiederholen – das gehört zum Meditieren dazu. Es ist Übungssache, beim Meditationsobjekt zu bleiben und nicht abzuschweifen.
- Versuchen Sie, immer stiller zu werden und die Pausen zwischen den Gedanken zu verlängern.
- Wenn der Timer klingelt, beenden Sie die Sitzung.

Gehmeditation

Für die Gehmeditation suchen Sie sich eine freie Strecke in der Wohnung oder im Haus, auf der Sie hin- und hergehen können. Im Garten geht das natürlich auch. Sie können auch im Kreis gehen oder im Rechteck – natürlich müssen Sie dazu Platz haben.

An den anderen Tagen werden wir den Fokus beim Gehen verschieben, heute achten Sie ausschließlich auf den Bewegungsablauf.

- Stellen Sie Ihren Timer auf 15 Minuten.
- Gehen Sie in Zeitlupe und bewusst, übertrieben langsam. Setzen Sie die Füße abwechselnd und heben Sie immer erst den Fuß, wenn der andere fertig abgerollt ist.
- Achten Sie auf Ihre Körperempfindung beim Aufsetzen der Hacke, dann auf das Abrollen mit dem Ballen und den Übergang zu den Zehen.
- Dann beginnt der andere Fuß. Auch hier wieder: Hacke, Fußballen, Zehen. Gehen Sie die geplante Strecke auf diese bewusste Art.
- Dabei sind Ihre Hände hinter dem Rücken oder vor dem Bauch verschränkt. Ihr Blick ist abgesenkt und weich. Versuchen Sie, visuelle Ablenkung zu vermeiden und so weit wie möglich bei den Empfindungen in den Füßen zu sein: Hacke, Fußballen, Zehen, Hacke, Fußballen, Zehen …
- Als Erweiterung der Übung kommt die Aufmerksamkeit auf die Gewichtsverlagerung hinzu. Es gibt eine leichte Schwankbewegung, wenn das eine Bein in der Luft ist. Sie erweitern also den Achtsamkeitsfokus von den Füßen auf die Beine einschließlich Becken. Die überwiegende Aufmerksamkeit bleibt aber bei den Füßen.
- Achten Sie auf Druckgefühle, Wärme, Schwere, Leichtigkeit usw. Wenn Sie am Ende der Gehstrecke angekommen sind (beim Hin- und Hergehen), drehen Sie in die Gegen-

richtung und laufen zurück. Wenn Sie im Kreis laufen, gehen Sie einfach weiter, bis der Timer klingelt.
—— Wenn der Ablauf einmal klar ist, können Sie das Tempo variieren: von ultralangsam in Zeitlupe über wieder etwas schneller bis hin zum normalen Tempo. Experimentieren Sie.
—— Achten Sie beim schnelleren Gehen auf die Momente, in denen die Füße in der Luft sind, bevor Sie sie wieder aufsetzen.

Tipp

Die Gehmeditation ist ideal, um sie auch im Alltag zu üben. Anstatt achtlos »durch die Gegend« zu hetzen, versuchen Sie, etwas Tempo rauszunehmen und bewusster zu gehen. Halten Sie zum Beispiel kurz inne, wenn Sie durch Türen hindurchgehen. Nehmen Sie die Türklinke bewusst in die Hand und machen Sie die Tür langsam auf. Gehen Sie dann bewusst in den nächsten Raum. Das können Sie gut zuhause, aber auch bei der Arbeit üben, immer, wenn Sie einen Raum wechseln und von A nach B laufen.

Yoga: Den Körper aufwecken – Sonnengruß

Unsere Yogasession startet mit einer etwas ausführlicheren Sequenz, dem Sonnengruß. Bei den Übungsreihen erkennen Sie am Symbol oben, an welcher Stelle der Sonnengruß eingefügt wird. Je nach Übung und Atemrhythmus brauchen Sie für eine Runde des Sonnengrußes etwa eine halbe bis eine Minute. Für ein paar Runden des Sonnengrußes können Sie entsprechend etwa 5–10 Minuten einplanen. Sie können ein paar Runden des Sonnengrußes als alleinige Übung praktizieren oder sie mit den Sequenzen an den anderen Tagen kombinieren. Mit den Sonnengrüßen kräftigen und dehnen Sie alle großen Muskelgruppen und bringen Ihren Kreislauf in Schwung.

Sonnengrüße sind vor allem für die Yogasessions am Morgen geeignet, können aber auch in die Sequenzen am Nachmittag integriert werden. Hinweise dazu finden Sie bei den jeweiligen Yogasets. Die Abfolge lässt sich auch hervorragend nutzen, um die unterschiedlichen Asanas in den Sequenzen miteinander zu verbinden. Probieren Sie es aus!

Da die Sonnengrüße gerade für Anfänger recht herausfordernd sein können, finden Sie hier zwei Varianten: eine für Einsteiger und eine für Geübte. Als Einsteiger und bei Rückenproblemen lassen Sie die Übungen 5–7 aus und gehen stattdessen direkt in den Vierfüßlerstand und praktizieren eine Runde Katze–Kuh (Seite 68). Schieben Sie sich dann zurück in den herabschauenden Hund (Seite 52).

1 **BERG** (mit Variante Seiten strecken): Stellen Sie die Füße hüftbreit auf, Fußkanten parallel zur Mattenkante. Verwurzeln Sie sich gut über die Großzehballen und Außenkanten der Ferse. Ihre Knie zeigen mittig nach vorn. Richten Sie Ihr Becken auf, indem Sie das Kreuzbein zum Boden verlängern und Ihr Schambein zum Nabel ziehen. Weiten Sie die Schlüsselbeine zu den Seiten und entspannen Sie dabei die Schultern. **(1a)** Strecken Sie einatmend die Arme lang über die Seite nach oben und greifen Sie mit links das rechte Handgelenk. Ausatmend neigen Sie sich mit dem Oberkörper nach links. Einatmend kommen Sie zurück zur Mitte, ausatmend neigen Sie sich zur anderen Seite. (Diese Seitneigung führen Sie nur einmal am Anfang aus, bei den Wiederholungen lassen Sie sie weg.) Abschließend senken Sie die Arme neben den Körper ab. **(1b)**

1a Berg

1b Berg

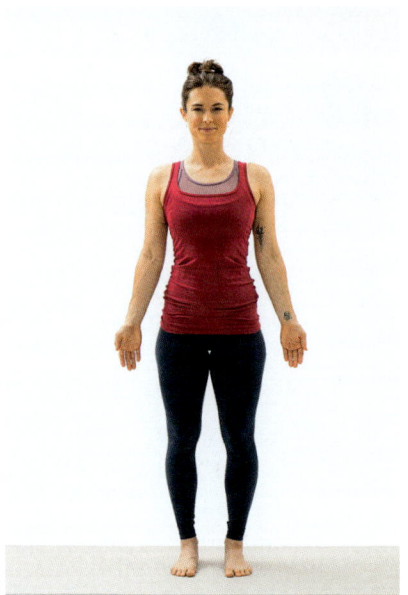
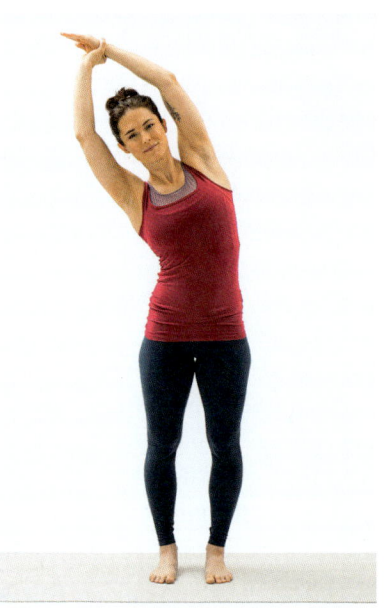

Erstes Tagesprogramm: Wohlwollen

2 GESTRECKTER BERG: Strecken Sie einatmend beide Arme lang über die Seiten nach oben. Legen Sie die Handflächen aneinander und heben Sie leicht den Blick Richtung Decke, wenn der Nacken dabei frei bleibt. Alternativ öffnen Sie die Hände schulterweit, senken sie weiter ab oder beugen die Ellenbogen leicht.

3 VORBEUGE: Führen Sie ausatmend die Hände zurück zum Herzen und beugen Sie den Oberkörper aus der Hüfte nach vorn. Setzen Sie die Hände vor oder neben den Füßen ab, die Knie können gebeugt sein. Ziehen Sie die Schulterblätter tief zurück Richtung Becken und entspannen Sie Ihren Nacken.
Wichtig: Halten Sie bei Rückenproblemen die Knie gebeugt oder lassen Sie die Position aus.

2 Gestreckter Berg　　　*3 Vorbeuge*

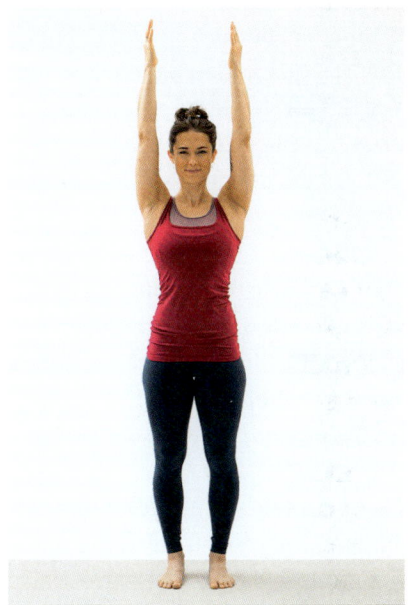
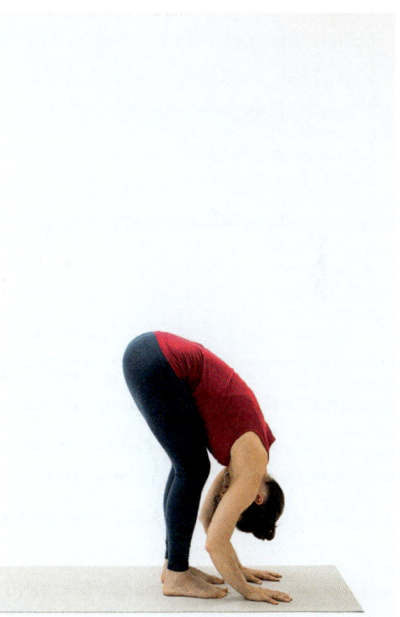

4 **HALBE VORBEUGE:** Setzen Sie einatmend die Fingerspitzen vor den Füßen auf oder legen Sie die Handflächen flach an den Schienbeinen auf. Heben Sie Ihren Oberkörper an und strecken Sie ihn parallel zum Boden lang nach vorn aus. Streben Sie vom Brustbein nach vorn.
Wichtig: Halten Sie den Rücken lang und den Kopf in Verlängerung der Wirbelsäule. Die Knie können Sie leicht gebeugt lassen.

5 **HOHE PLANKE:** Setzen Sie ausatmend die Hände wieder am Boden auf und treten Sie mit beiden Füßen zurück in die hohe Planke. Halten Sie die Position einen Atemzug lang. Stapeln Sie dabei Handgelenke, Ellbogen und Schultern in einer Linie übereinander. Weiten Sie die Schulterblätter nach außen und strecken Sie den Körper über Scheitel und Kreuzbein in die Länge. Hängen Sie nicht in der Körpermitte durch: Ziehen Sie Ihr Schambein zum Bauchnabel und die unteren Rippen zur Wirbelsäule, um sich zu stabilisieren.

6 **KNIE-BRUST-KINN-VARIANTE:** Legen Sie ausatmend die Knie am Boden ab. Halten Sie Ihr Becken oben, beugen Sie die Ellbogen und lassen Sie langsam zuerst den Brustkorb, dann den Bauch und zum Schluss das Becken zum Boden sinken. Strecken Sie die Beine lang am Boden aus und halten Sie die Ellbogen dicht am Oberkörper. **(6a)**
Variante Brett: Senken Sie ausatmend Ihren Körper in einer Linie bis auf Höhe der Ellbogen ab. **(6b)**

7 **KOBRA:** Setzen Sie Ihre Hände neben dem Brustkorb auf und richten Sie sich einatmend aus der Brustwirbelsäule mit dem Oberkörper sanft auf. Halten Sie dabei Ihren Kopf in Verlängerung der Wirbelsäule. Rollen Sie Ihr Schambein zum Nabel hoch, um den unteren Rücken zu stabilisieren. Bleiben Sie mit dem Becken am Boden und schieben Sie die Fußrücken aktiv in den Boden. **(7a)**
Variante: Richten Sie sich einatmend mit dem Oberkörper aus dem Brett direkt in den heraufschauenden Hund auf. Strecken Sie dabei die Arme und lösen Sie das Becken vom Boden. Halten Sie die Schultern tief. **(7b)**

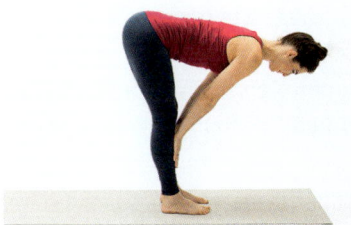 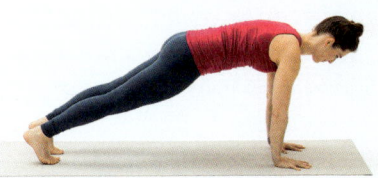

4 Halbe Vorbeuge   *5* Hohe Planke

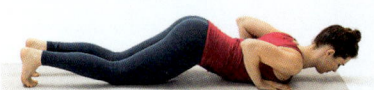 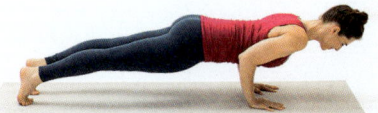

6a Knie-Brust-Kinn-Variante   *6b* Variante Brett

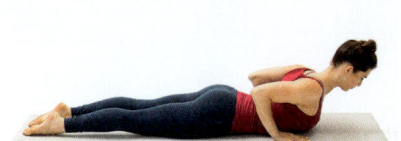 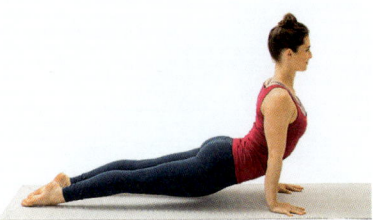

7a Kobra   *7b* Variante Heraufschauender Hund

8 **HERABSCHAUENDER HUND:** Schieben Sie aus der Kobra den Po zu den Fersen zurück, heben Sie die Knie vom Boden und strecken Sie Ihren Po schräg nach oben hinten raus (wie bei einem Dreieck, bei dem Ihr Po der höchste Punkt ist). Verlängern Sie dabei Ihre Wirbelsäule über Scheitel und Kreuzbein und ziehen Sie sanft die unteren Rippen in den Brustkorb zurück. Die Beine können Sie leicht beugen. 5 Atemzüge halten.

9 **HALBE VORBEUGE:** Laufen Sie mit einem oder mehreren Schritten aus dem herabschauenden Hund zurück zu den Händen. Setzen Sie die Fingerspitzen auf und richten Sie einatmend den Oberkörper mit langer Wirbelsäule und stabiler Körpermitte parallel zum Boden auf.

8 Herabschauender Hund   *9* Halbe Vorbeuge

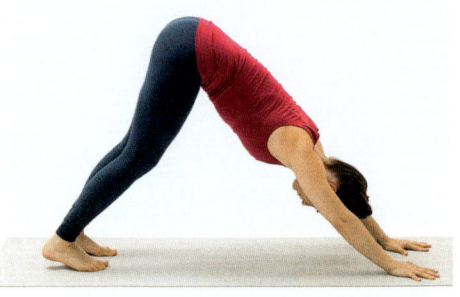
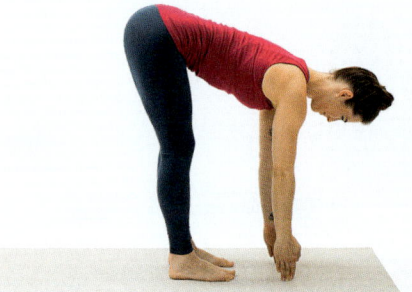

10 VORBEUGE: Senken Sie ausatmend den Oberkörper wieder zu den Oberschenkeln ab und strecken Sie eventuell die Beine etwas mehr, indem Sie Ihre Sitzknochen nach oben und außen schieben. Entspannen Sie dabei den Nacken.

11 GESTRECKTER BERG: Richten Sie sich einatmend durch die Kraft der Beine und der Körpermitte mit dem Oberkörper gerade auf. Die Arme heben Sie dabei lang über die Seiten mit nach oben.

12 BERG: Lassen Sie ausatmend die Arme über die Seiten zurück neben Ihren Körper sinken. Drehen Sie dabei die Handflächen nach vorn.

10 Vorbeuge   *11 Gestreckter Berg*   *12 Berg*

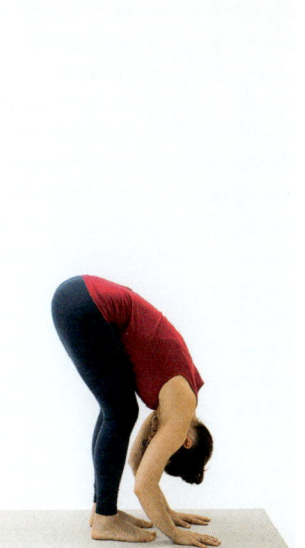
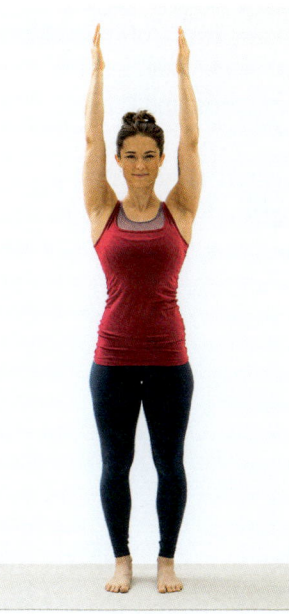
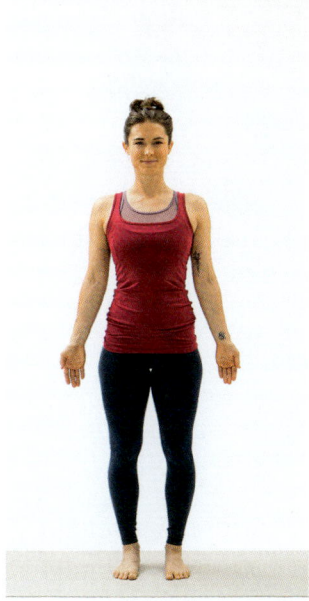

Wohlwollen – Gutes wünschen

13 **HALTUNG DES KINDES:** Kommen Sie in den Vierfüßlerstand. Schieben Sie den Po zu den Fersen, der Oberkörper sinkt auf die Oberschenkel, Ihre Stirn zum Boden. Strecken Sie die Arme lang neben dem Körper nach hinten aus. Bleiben Sie hier für 5–15 Atemzüge. Falls Ihre Stirn nicht zum Boden kommt, legen Sie eine Decke oder ein Kissen darunter. Alternativ können Sie sich auch eine Decke oder ein Kissen zwischen Po und Fersen legen, falls Ihr Po in der Luft hängt.

14 **ENDENTSPANNUNG:** Strecken Sie sich in Rückenlage lang am Boden aus und schließen Sie die Augen. Öffnen Sie die Beine hüftweit, drehen Sie die Handflächen nach oben und lassen Sie die Füße locker zu den Seiten fallen. Decken Sie sich zu. Entspannen Sie Ihr Gesicht: den Kiefer, die Stirn, die Wangen, die Zunge und den Gaumen. Lassen Sie Ihren Körper weich in den Boden sinken. Geben Sie jegliche Anspannung an den Boden ab. Atmen Sie sanft durch die Nase ein und aus. Es gibt jetzt nichts mehr für Sie zu tun. Bleiben Sie hier mindestens 5–15 Minuten.
Tipp: Legen Sie sich eine aufgerollte Decke oder eine Yogarolle unter die Knie, um den unteren Rücken zu entlasten.
Wirkung: Pure Regeneration und Erholung für Körper, Geist und Seele.

Wenn Sie länger üben möchten, können Sie nach ein paar Wiederholungen des Sonnengrußes die Sequenz vom Nachmittag dazunehmen. Am besten nach dem herabschauenden Hund mit Übung 2 weitermachen.

13 Haltung des Kindes

14 Endentspannung

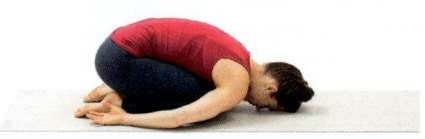

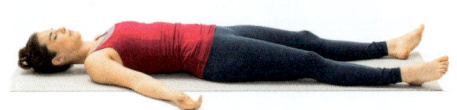

Die dreistufige Atmung: Yoga-Vollatmung

Die dreistufige Atemtechnik beruhigt und entspannt Ihr Nervensystem und lädt Ihre Energietanks wieder auf. Durch die langen tiefen Atemzüge wird die Sauerstoffaufnahme verbessert, Sie sind zentrierter und fokussierter. Eine wunderbare Atemübung, die Sie zu jeder Tageszeit üben können – auch im Büro auf einem Stuhl sitzend.

— Legen Sie sich auf den Rücken. Die Arme sind lang neben Ihrem Körper ausgestreckt, die Handflächen zeigen nach oben. Schließen Sie die Augen und lassen Sie den Atem sanft durch die Nase fließen.
— Legen Sie einatmend eine oder beide Hände auf Ihren Bauch und beginnen Sie, bewusst in den Bauch zu atmen. Spüren Sie, wie sich mit jeder Einatmung die Bauchdecke hebt und mit jeder Ausatmung wieder senkt. Wiederholen Sie das für einige Atemzüge.
— Wandern Sie nun mit den Händen bis zu den unteren Rippen und atmen Sie in den unteren und seitlichen Bereich Ihres Brustkorbs hinein. Nehmen Sie wahr, wie sich Ihre Fingerspitzen mit der Ausatmung berühren und wie sich Ihre Finger mit der Einatmung voneinander lösen.
— Versuchen Sie nach einigen Runden, den Atem vom Bauch bis in den unteren Brustkorb und die Körperseiten hinein zu verlängern und zu verbinden. Fahren Sie damit für einige Runden fort.
— Setzen Sie die Hände nun auf Ihren Schlüsselbeinen auf und atmen Sie bis in die Lungenspitzen unter den Schlüsselbeinen hinein.
— Nach einigen Runden dehnen Sie den Atem über Bauch und Brustkorb bis unter die Schlüsselbeine aus. Nehmen Sie wahr, wie sich der Bauch und der gesamte Brustkorb weitet und wie auch die Rückseite des Brustkorbs einatmend

tiefer zum Boden sinkt. Verlängern Sie die natürlichen Pausen zwischen Ein- und Ausatmung bei Bedarf ein wenig.
—— Stressen Sie sich nicht, wenn Ihr Atem nicht ausreicht, um direkt in alle drei Bereiche zu gelangen. Atmen Sie einfach jeweils einige Runden in die einzelnen Körperbereiche und versuchen Sie nach und nach, diese miteinander zu verbinden. Übertreiben Sie nicht, sondern dehnen Sie den Atem nach Ihrer Kapazität aus.
—— Üben Sie 3–10 Minuten.
—— Probieren Sie diese Atemtechnik auch einmal andersherum: Schlüsselbeine, Flanken, Bauchraum. Nehmen Sie die Unterschiede wahr. Je nach Atemtyp fällt es Ihnen eventuell leichter, zuerst in den Brustraum, statt in den Bauch zu atmen.

Tipp

Eine verlängerte Ausatmung hilft bereits, das Nervensystem zu beruhigen. Versuchen Sie einmal folgenden Rhythmus: 4 Takte ein- und 6 Takte ausatmen. Atmen Sie so etwa 3–5 Minuten. Wie geht es Ihnen danach? Wie fließt Ihr Atem? Wie ist Ihre Stimmung?

Philosophische Gedanken

Beschäftigen Sie Ihren Geist für etwa eine Stunde mit ansprechenden, inspirierenden Texten und lassen Sie sie auf sich wirken. Folgen Sie hierbei Ihren Vorlieben. Tipps finden Sie im Kapitel »Philosophische Gedanken und Selbststudium« (Seite 18).

Zusätzlich bieten wir Ihnen hier ein Koan, eine Denkaufgabe an, sozusagen eine »Kopfnuss«, die nicht mit dem rationalen Verstand gelöst werden kann. Die Geschichten sind absichtlich paradox. Sie müssen sie intuitiv verstehen und dazu müssen Sie sie einige Zeit »bebrüten« und auf sich wirken lassen.

Nehmen Sie den Koan also mit in die Meditation im Laufe des Tages und greifen Sie die Geschichte dann immer wieder kurz auf.

> Einmal fragte ein Mönch Dogo: »Selbst wenn Tausende von Meilen keine Wolke am Himmel ist, ist es dennoch nicht der ursprüngliche Himmel. Was ist der ursprüngliche Himmel?« Dogo antwortete: »Heute ist ein guter Tag, den Weizen zu trocknen.«

Zu diesem Koan gibt es verschiedene Interpretationen. Wir geben Ihnen aber bewusst keine Erklärung. Bewegen Sie das Rätsel einfach im Herzen und versuchen Sie es mit der Intuition zu verstehen. Es gibt übrigens mehrere »Lösungen«.

Wenn Sie sich intensiver mit Koans beschäftigen möchten, empfehlen wir das Buch »Warum scheißen die Vögel auf Buddha's Kopf?« von Harry Mi Sho Teske, erschienen im Komplett Media Verlag 2015.

Meditation

Wie schon angekündigt, wiederholt sich an einem Achtsamkeitstag die Meditation im Sitzen und Gehen. Dadurch festigen Sie Ihre Praxis. Das heißt, Sie wiederholen die Übungen vom Vormittag, um tiefer hineinzugehen und gegebenenfalls noch vertrauter damit zu werden. Außerdem können Sie noch eine Variation hinzufügen. Wir machen Ihnen dazu verschiedene Vorschläge. Experimentieren Sie einfach damit. Natürlich können Sie auch auf Techniken zurückgreifen, die Sie schon kennen. Probieren Sie auch im Wechsel aus, wie es ist, länger zu sitzen und kürzer zu gehen, oder umgekehrt länger zu gehen und kürzer zu sitzen.

Sitzmeditation

Bei dieser Sitzmeditation haben Sie zwei Aufgaben: Zählen, dabei bei der Atmung bleiben und die Atemlänge wahrnehmen. Es gilt, wie am Vormittag, sich nicht von Gedanken ablenken zu lassen. Sobald Sie sich beim Denken ertappen, kehren Sie wieder zur Atmung zurück.

— Sorgen Sie für Ruhe im Umfeld.
— Stellen Sie sich einen Timer auf 15, 30 oder 45 Minuten.
— Setzen Sie sich hin und machen Sie es sich dabei bequem. »Ruckeln« Sie Ihren Körper zurecht.
— Gehen Sie mit der Aufmerksamkeit zum Atem. Diesmal sollen Sie die Atemzüge zählen, und zwar von 1 bis 10. Die Ein- und Ausatmung wird gedanklich mit derselben Zahl benannt. Also Einatmen: 1, Ausatmen: 1. Dann Einatmen: 2, Ausatmen: 2. Einatmen: 3, Ausatmen: 3. usw.
— Wenn Sie bei 10 angekommen sind, gehen Sie wieder zu 1 zurück und fangen von vorn an. Zählen Sie immer so weiter, bis der Timer klingelt. Wenn Sie über 10 hinausgezählt

haben (also 11, 12 usw.), waren Sie nicht ganz aufmerksam und fangen wieder von vorn an.
— Achten Sie zusätzlich auf die Länge der Ein- und Ausatmung: Sind sie gleich lang oder verschieden lang? Bei unterschiedlicher Länge: Wie lang bzw. kurz sind sie im Verhältnis?
— Wenn der Timer klingelt, beenden Sie die Sitzung.

Gehmeditation

Gleich im Anschluss an die Sitzmeditation starten Sie mit der Gehmeditation:

— Stellen Sie sich einen Timer auf 15 Minuten.
— Begeben Sie sich wieder zu Ihrem »Weg« bzw. Ihrer Gehstrecke.
— Achten Sie auf den Übergang, wenn Sie vom Sitzen zum Gehen wechseln. Versuchen Sie, die Aufmerksamkeit zu halten. Stellen Sie sich bewusst hin. Die Gehmeditation fängt im Stehen an. Das wird oft vergessen. Also stürmen Sie nicht gleich los, sondern bleiben Sie erst einmal einfach stehen, ohne etwas zu tun.
— Scannen Sie dann im Stehen einmal durch den Körper. Spüren Sie das Gewicht, ob Sie aufrecht stehen, schauen Sie sich um, was Sie wahrnehmen, den Raum um Sie herum, lauschen Sie auf mögliche Geräusche.
— Wenn Sie sich neu ausgerichtet haben, beginnen Sie das Gehen. Genauso, wie Sie es vorhin geübt haben, mit dem Fokus auf den Füßen und dem Bewegungsablauf. Mit Absicht besonders langsam.
— Dann können Sie eine Variation einführen: Achten Sie genauestens auf die Berührung der Fußsohle mit dem Boden. Stellen Sie sich vor, dass Sie die Erde sanft und wohlwol-

— lend berühren, so als ob Sie die Erde mit Ihrem Fuß streicheln wollten.
— Erinnern Sie sich an das Tagesmotto. Senden Sie der Erde freundliche Wünsche, dass es ihr gut ergehen möge. Wenn Sie mögen, bedanken Sie sich bei der Erde, dass sie Sie trägt und stützt (z. B. zuhause) und die Grundlage für Nahrung (Landwirtschaft) und frische Luft (Pflanzen) schafft. Eventuell nehmen Sie sich vor, dass Sie sich in Zukunft vermehrt um die Erde kümmern wollen. Seien Sie sich der wechselseitigen Beziehung zwischen der Erde und Ihnen bewusst (das geht draußen in der Natur natürlich leichter als in der Wohnung). Sie können dieses Wissen mit in den nächsten »normalen« Spaziergang in der Natur mitnehmen.
— Wenn der Timer klingelt, beenden Sie die Gehmeditation.

Mittagessen

Nun ist Zeit für das Mittagessen. Es gelten dieselben Prinzipien wie beim Frühstück. Also:

— Achten Sie auf die richtige Nahrungszusammensetzung (Ausgewogenheit).
— Schalten Sie den inneren Kritiker aus. (Was ist vermeintlich richtig oder falsch beim Essen?)
— Vermeiden Sie Junkfood.
— Spüren Sie in sich hinein, wie groß Ihr Hunger wirklich ist.
— Essen Sie die richtige Menge (nicht zu viel, nicht zu wenig).
— Essen Sie langsam und bewusst.
— Kauen Sie ausgiebig und bewegen Sie den Speisebrei im Mund.
— Vermeiden Sie Hektik und schnelles Schlingen.
— Legen Sie zwischendurch das Besteck ab.

- Lassen Sie sich nicht ablenken, zum Beispiel durch Zeitung, Handy, Radio.
- Hören Sie also auf, wenn Sie satt sind. Der Magen sollte zu Zweidritteln gefüllt sein.
- Wenn Sie unbedingt Süßigkeiten essen müssen, dann »gesunde«, zum Beispiel Trockenfrüchte und Nüsse oder auch Obst. Wenn es Schokolade sein soll, wählen Sie am besten dunkle mit einem hohen Kakaoanteil.
- Vergessen Sie das Trinken nicht.
- Guten Appetit!

Meditation mit Imagination

Es folgt eine weitere Sitzmeditation mit zusätzlicher Imagination.

- Sorgen Sie für Ruhe im Umfeld.
- Stellen Sie sich einen Timer auf 15 Minuten.
- Setzen Sie sich hin. Machen Sie es sich dabei bequem. »Ruckeln« Sie Ihren Körper zurecht.
- Stellen Sie sich vor, dass Sie an einem Strand sitzen, und zwar so weit oben, dass Sie nicht nass werden. Sie beobachten die Wellen, wie sie vom Meer hereinkommen und wieder ins Meer zurückfließen.
- Dann koppeln Sie dieses innere Bild mit der Atmung. Bei der Einatmung kommt Ihnen die Welle am Strand entgegen. Bei der Ausatmung entfernt sich die Welle und fließt ins Meer zurück.
- Wenn der Timer klingelt, beenden Sie die Sitzung.

Pastinaken-Suppe
mit Mohn-Topping

1 Person
30 Min.

....

200 g Pastinaken
1 kleine Zwiebel
1 Stück Ingwer (0,5 cm)
1 EL Kokosöl
100 ml Gemüsebrühe
1 kleine Karotte
1 EL Gojibeeren
½ TL Mohnsamen
Salz
Pfeffer
Kurkuma
100 ml Kokosdrink

Pastinaken, Zwiebel und Ingwer schälen und klein schneiden. 50 g Pastinaken würfeln und beiseitelegen. —— ½ EL Öl erhitzen. Zwiebel und Ingwer glasig dünsten, Pastinaken mit andünsten. Mit Brühe aufgießen und bei mittlerer Hitze in ca. 15 Min. weich garen. —— Karotte schälen und würfeln. ½ EL Öl in einer Pfanne erhitzen. Karotte und beiseitegelegte Pastinakenwürfel ca. 7 Min. anbraten. Gojibeeren und Mohnsamen zugeben. Mit Salz, Pfeffer und Kurkuma würzen. —— Suppe mit Kokosdrink pürieren und abschmecken. Gemüsewürfel über die Suppe geben und servieren.

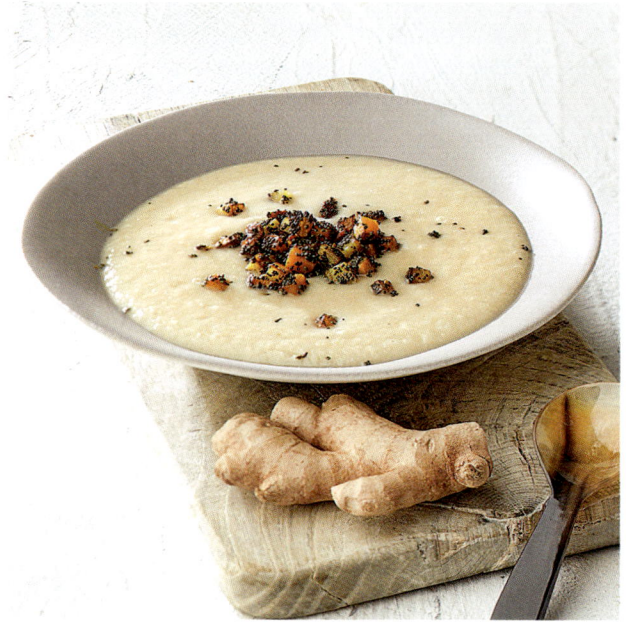

Feldsalat mit Pflaumen und Nüssen

Pflaumen waschen und achteln. Walnüsse grob hacken und in einer Pfanne trocken anrösten. Feldsalat gründlich waschen und evtl. kleiner zupfen. —— Öl mit Limettensaft, Honig und Senf verrühren. Mit Salz, Pfeffer und Estragon würzen. Salatzutaten mit dem Dressing vermengen.

VARIANTEN: Statt Feldsalat können Sie auch frischen Grünkohl oder Spinat verwenden. Die Pflaumen können Sie auch durch Fenchel und Birne ersetzen.

1 Person
20 Min.

3 reife Pflaumen
5 g Walnusskerne
50 g Feldsalat
1 EL Olivenöl
½ EL Limettensaft
½ TL Honig
½ TL Dijon-Senf
Salz
Pfeffer
1 Prise Estragon (getrocknet)

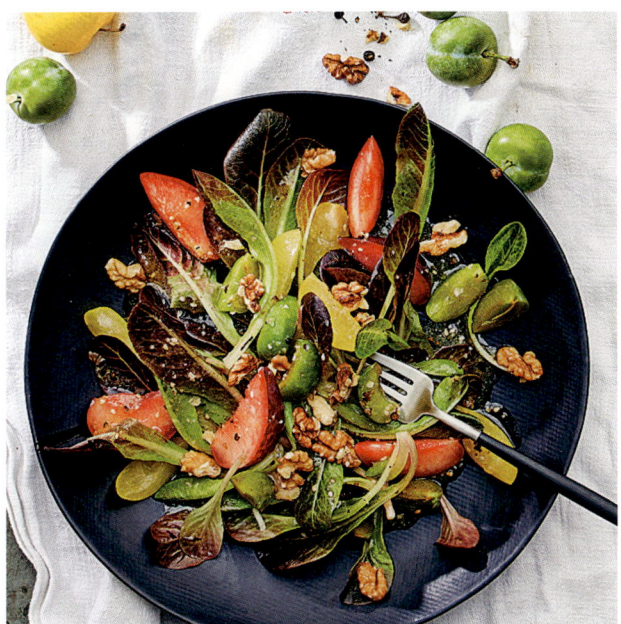

Freizeit

An jedem Meditationstag gibt es freie Zeit. Dann können Sie zum Beispiel weitere Literatur studieren, sich Notizen machen, einfach nur spazieren gehen oder sich etwas Gutes tun. Sie können zum Beispiel ein schönes Aromabad nehmen, duschen, ein Mittagsschläfchen machen, Musik hören, puzzeln, ein Bild malen oder selbst ein Instrument spielen.

Wichtig ist nur, dass Sie sich nicht zu sehr ablenken und nicht aus dem Retreat-Modus »herausrutschen«. Sie sollten zum Beispiel keine Telefonate führen, keine Textnachrichten verschicken, keine Nachrichten hören, nicht im Internet einkaufen oder ziellos im Fernsehen herumzappen.

Achten Sie darauf, dass Sie es sich nett machen und sich etwas Gutes tun. Sie können auch einfach ein bisschen faulenzen und absichtlich »gar nichts« machen. Die Grenze zur Zerstreuung und zur Ablenkung ist da fließend. Wichtig ist, gesammelt und bei sich zu bleiben.

Samu – Achtsame Hausarbeit

Achtsamkeit hört nicht auf dem Meditationskissen auf, sondern soll in den Alltag übergehen. Machen Sie in der nächsten halben Stunde etwas Nützliches im Haus oder der Wohnung. Räumen Sie zum Beispiel auf, putzen Sie, waschen Sie das Geschirr ab, stauben Sie Bücher ab, bügeln Sie, gießen Sie die Blumen … Seien Sie dabei so achtsam wie möglich. Bleiben Sie so lange wie möglich in der Gegenwart und ganz bei der Sache.

Während der Tätigkeit achten Sie auf Körperempfindungen, Gedanken, visuellen Input und Geräusche. Wenn Sie merken, dass Sie gedanklich abschweifen, kehren Sie wieder zu Ihrer Tätigkeit zurück. Ihre Tätigkeit ist jetzt das Meditationsobjekt.

Achtsam baden

Wenn Sie sich ein Bad gönnen, planen Sie doppelt so viel Zeit ein und führen Sie alle Bewegungen bewusst und langsamer als sonst aus: das Einlassen des Wassers, das Ablegen der Kleidung usw. Achten Sie dabei auch auf Ihre Atmung. Natürlich soll Ihre Haut nicht aufweichen. Bleiben Sie nur so lange in der Wanne, wie Sie sich wohlfühlen. Achten Sie dabei auf alle Sinneswahrnehmungen: den Geruch, die Körperempfindungen, Ihre Stimmung, die Geräusche des Wassers, die Farben usw. Spüren Sie den Wasserstrahl, die Temperatur des Wassers. Stellen Sie sich vor, dass Sie allen Alltagsstress abwaschen und im Badewasser zurücklassen. Genießen Sie das Aroma, das Sie ins Badewasser gegeben haben (informieren Sie sich vorher über die verschiedenen Wirkungen der ätherischen Öle). Trocknen Sie sich langsam ab. Machen Sie sich in aller Ruhe die Nägel. Seien Sie auch achtsam beim Föhnen und Kämmen und achten Sie auf alle Bewegungen beim Anziehen der frischen Kleidung. Gehen Sie dann entspannt, frisch und gereinigt in den weiteren Tag.

Wenn Sie nicht so viel Zeit haben, können Sie auch einfach nur achtsam duschen und dabei dieselben Prinzipien berücksichtigen.

Meditation

Sie haben heute den Bodyscan kennengelernt, im Yoga den Sonnengruß, die Atemmeditation auf drei Etagen (Kopf, Brust, Bauch), das Zählen des Atems, das Beobachten der Atemlänge. Sie haben wohlwollende, freundliche Wünsche ausgesendet, über eine paradoxe Geschichte nachgedacht (Koan) und Ihre Atmung mit einem inneren Bild gekoppelt. Das oberste Ziel war es dabei einerseits, ruhig zu werden und nach innen in die Stille zu gehen, andererseits bewusst die Umwelt im Hier und Jetzt wahrzunehmen. Ihre Aufgabe ist es nun, zwischen diesen verschiedenen Varianten hin- und herzuwechseln.

Sitzmeditation

Beginnen Sie mit der Sitzmeditation. Es folgt die Gehmeditation.

- Sorgen Sie für Ruhe im Umfeld.
- Stellen Sie sich einen Timer auf 15 oder 30 Minuten.
- Setzen Sie sich hin. Machen Sie es sich dabei bequem. »Ruckeln« Sie den Körper zurecht.
- Gehen Sie mit der Aufmerksamkeit zum Atem.
- Die Grundübung ist das Verweilen auf der Atmung. Wenn Ihnen zudem nach Zählen zumute ist, zählen Sie. Wenn Sie gerne das Bild vom Meer verwenden wollen, tun Sie das. Sie können aber auch noch einmal über den »ursprünglichen Himmel« nachdenken. Oder Sie konzentrieren sich auf freundliche, herzliche Wünsche für Ihre Umwelt. Auch die Länge oder Kürze des Atems ist eine Option. Sie können dabei »frei fließen« und Ihren Vorlieben folgen.
- Wenn der Timer klingelt, beenden Sie die Sitzung.

Gehmeditation

- Stellen Sie sich einen Timer auf 15 Minuten.
- Begeben Sie sich zu Ihrer Gehstrecke.
- Fangen Sie an, langsam zu gehen. Achten Sie entweder auf den Bewegungsablauf im Fuß mit seinen jeweiligen Empfindungen, und/oder die Gewichtsverlagerung oder wann der jeweilige Fuß in der Luft ist. Variieren Sie gerne das Tempo, werden Sie aber nicht zu schnell.
- Wenn Sie die Richtung wechseln, bleiben Sie kurz stehen und halten inne, bevor Sie weitergehen. Dann gehen Sie wieder langsam los.
- Wenn der Timer klingelt, beenden Sie die Gehmeditation.

Yoga: Mobilisation und Dehnung

Nachmittags steht die Mobilisation der Wirbelsäule im Zentrum der Übungen sowie Asanas, die Ihre Beine, Hüften und den Rücken dehnen. So können Sie Ihre Muskeln nach dem Sitzen etwas auflockern und entspannen. Asanas, die auf beiden Körperseiten ausgeführt werden, beginnen Sie immer mit rechts.

1 **SITZ MIT DREHUNG:** Finden Sie in eine einfache Sitzposition mit gekreuzten Beinen. Strecken Sie einatmend die Arme lang über die Seiten nach oben aus. Ausatmend drehen Sie den Oberkörper sanft nach rechts. Ihre linke Hand liegt auf dem rechten Knie, die rechte Hand oder die Fingerspitzen setzen Sie hinter der rechten Gesäßhälfte auf. Richten Sie Ihre Wirbelsäule lang auf, entspannen Sie die Schultern und legen Sie Ihre Schulterblätter tief und breit am unteren Rücken an. Halten Sie Ihr Kinn in einer Linie mit dem Brustbein. Strecken Sie einatmend die Arme über die Seite nach oben, drehen Sie zurück zur Mitte und ausatmend nach links. Diesen dynamischen Wechsel wiederholen Sie für 5 Runden. Halten Sie abschließend 5 Atemzüge auf der rechten und danach 5 auf der linken Seite.
Wirkung: Mobilisiert sanft die Wirbelsäule und die Schultern.

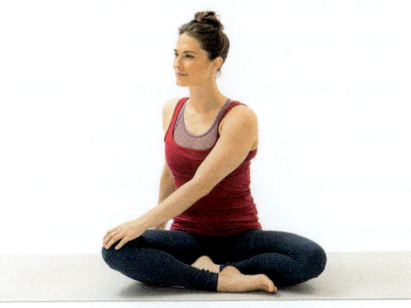

1 Sitz mit Drehung

2 KATZE – KUH: Kommen Sie in den Vierfüßlerstand: Setzen Sie die Hände unterhalb der Schultern auf, die Knie sind unter den Hüften. Legen Sie die Fußrücken am Boden ab. Alternativ stellen Sie die Zehen auf. Richten Sie Ihren Kopf in Verlängerung der Wirbelsäule aus (neutrale Position). Schieben Sie sich einatmend vom Brustbein nach vorne. Ziehen Sie die Schulterblätterspitzen zum Gesäß und die Schultern tief. **(2a)** Runden Sie ausatmend den gesamten Rücken in einen »Katzenbuckel«, wobei Sie die Schulterblätter in die Breite ausdehnen und tief am Rücken anlegen. Ihr Blick geht zum Bauchnabel. **(2b)** 5 Wiederholungen.
Wirkung: Mobilisiert die Wirbelsäule sowie die Schultern und löst Spannungen im Nacken- und Schulterbereich.

3 TIGER: Aus dem Vierfüßlerstand strecken Sie das linke Bein lang nach hinten und den rechten Arm lang nach vorn aus. Die Zehen zeigen zum Boden, die rechte Handfläche nach links. Ziehen Sie die Schulterblätter tief und integrieren Sie beide Arme ins Schultergelenk (einsaugen). Rollen Sie Ihr Schambein in Richtung Nabel ein, um den unteren Rücken zu stabilisieren.
Ausatmend führen Sie das linke Knie und den rechten Ellbogen unter dem Brustkorb zueinander und runden dabei den Rücken. Einatmend strecken Sie Arm und Bein lang aus, ausatmend ziehen Sie beides wieder zueinander usw. 5 Wiederholungen, dann Seitenwechsel.
Tipp: Halten Sie Ihre Körpermitte stabil, wenn Sie Arm und Bein diagonal in die Länge strecken. Nicht im unteren Rücken einknicken.
Wirkung: Kräftigt die Körpermitte und die tiefe Rumpfmuskulatur.

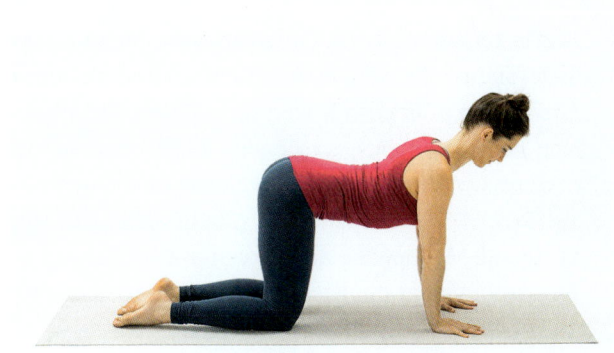

2a Kuh

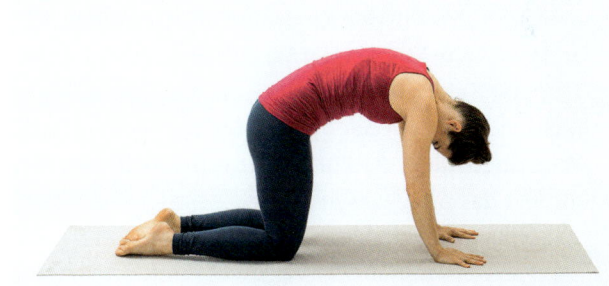

2b Katze

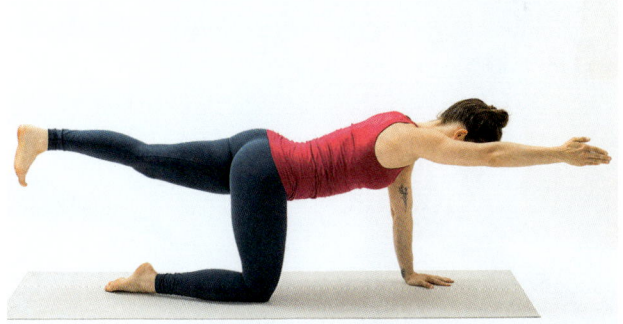

3 Tiger

4 **TOR:** Richten Sie sich aus dem Vierfüßler in den Kniestand auf, die Hände setzen Sie an die Taille. Strecken Sie Ihr rechtes Bein zur Seite aus, dabei halten Sie die Ferse auf einer Linie mit dem linken Knie und die linke Hüfte über dem linken Knie. Heben Sie einatmend den linken Arm lang nach oben. Neigen Sie sich ausatmend mit dem Oberkörper sanft nach rechts. Ihre rechte Hand gleitet Richtung Schienbein – nicht darauf abstützen! 5 Atemzüge halten. Richten Sie sich einatmend zurück in die Mitte auf. Machen Sie direkt weiter mit Übung 5.
Wirkung: Dehnt die gesamte Körperseite und schafft Raum und Weite.

5 **TOR MIT SEITSTÜTZ:** Setzen Sie die linke Hand ausatmend unter der linken Schulter am Boden auf. Heben Sie das rechte Bein und strecken Sie den rechten Arm lang nach oben. Ziehen Sie Nabel und untere Rippen sanft Richtung Wirbelsäule. 5 Atemzüge halten. Einatmend kommen Sie zurück in den Kniestand und führen die Übungen 4 und 5 auf der anderen Seite aus. Setzen Sie sich abschließend zurück in den Fersensitz.
Tipp: Ist Ihnen die Haltung zu wacklig, stellen Sie einfach die Zehen des rechten Fußes auf oder platzieren die rechte Hand an der Taille.
Wirkung: Stärkt die Körpermitte, die Arm- und Schultermuskulatur und fördert das Gleichgewicht.

4 Tor

5 Tor mit Seitstütz

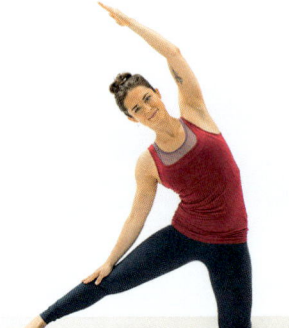
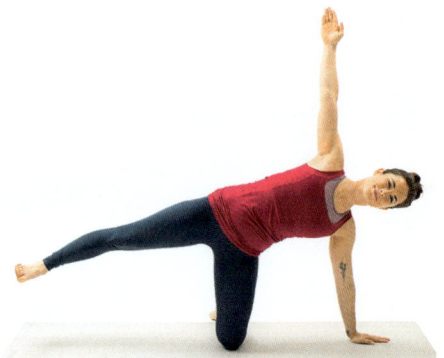

6 DREHSITZ: Schwingen Sie aus dem Fersensitz beide Beine nach vorn. Stellen Sie den rechten Fuß dicht neben dem linken Oberschenkel auf und umfassen Sie das rechte Schienbein mit beiden Händen. Strecken Sie das linke Bein gerade aus und flexen Sie den Fuß. Richten Sie Ihre Wirbelsäule lang auf, bei Bedarf können Sie sich auf eine gefaltete Decke setzen. Platzieren Sie Ihre rechte Hand hinter dem Po und umfassen Sie mit der linken das rechte Knie. Strecken Sie sich einatmend in die Länge, ausatmen, drehen Sie mit dem Oberkörper nach rechts. Richten Sie Ihren Kopf in Verlängerung der Wirbelsäule auf. **(6a)** Halten Sie die Übung 5 Atemzüge. Seite wechseln. Abschließend rollen Sie sich auf den Rücken.
Variante: Beugen Sie das untere Bein und ziehen Sie die Ferse vor die rechte Gesäßhälfte. Halten Sie beide Sitzknochen dabei am Boden. **(6b)**
Wirkung: Löst Spannungen entlang der Wirbelsäule, wirkt entgiftend und massiert die Organe.

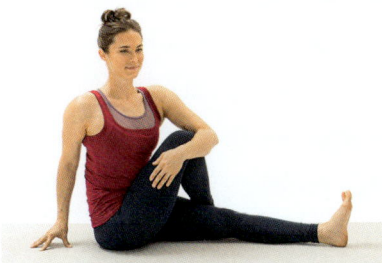

6a Drehsitz

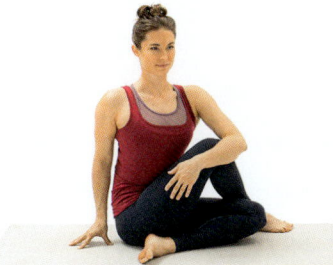

6b Drehsitz

7 **NADELÖHR:** Stellen Sie in Rückenlage beide Füße auf. Ziehen Sie das rechte Knie zu sich heran und kreuzen Sie das rechte Fußgelenk über dem linken Oberschenkel. Umfassen Sie mit beiden Händen den linken Oberschenkel von hinten (oder das Schienbein). Ziehen Sie das linke Knie sanft zu sich heran, das rechte Knie schieben Sie von sich weg. Halten Sie dabei Ihren Kopf am Boden. Entspannen Sie den Nacken und Ihre Schultern. 5–10 Atemzüge halten. Machen Sie direkt weiter mit Übung 8.
Tipp: Stellen Sie den linken Fuß am Boden auf, falls Sie das Bein nicht gut umfassen können. Legen Sie die Arme dann lang neben dem Körper ab.
Wirkung: Entlastet den unteren Rücken, öffnet die Hüften und löst Verspannungen.

8 **HAND-ZUM-FUSS-POSITION:** Lösen Sie den rechten Fuß vom linken Oberschenkel und lassen Sie beide Beine lang am Boden ausgleiten. Flexen Sie den linken Fuß und ziehen Sie die Ferse ran. Halten Sie den rechten Oberschenkel mit den Händen umfasst und strecken Sie das Bein ausatmend lang nach oben aus, die Zehen zeigen zum Körper. Wenn es Ihnen leichtfällt, können Sie auch gern mit der rechten Hand den großen Zeh greifen oder mit beiden Händen die Ferse umfassen. Einatmend schieben Sie die Ferse zur Decke, ausatmend ziehen Sie den Oberschenkel dichter zum Körper. Entspannen Sie dabei Nacken und Schultern. 5–10 Atemzüge halten. Führen Sie nun die Übungen 7 und 8 mit links aus.
Wirkung: Dehnt und lockert die Beinrückseiten, den unteren Rücken und die Pomuskulatur.

9 **ENDENTSPANNUNG:** Strecken Sie sich lang am Boden aus für die Endentspannung (Seite 54).

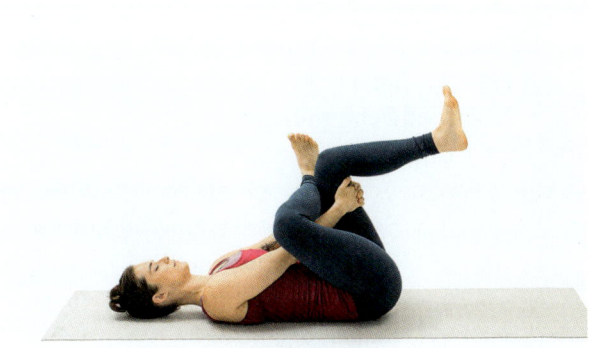

7 Nadelöhr

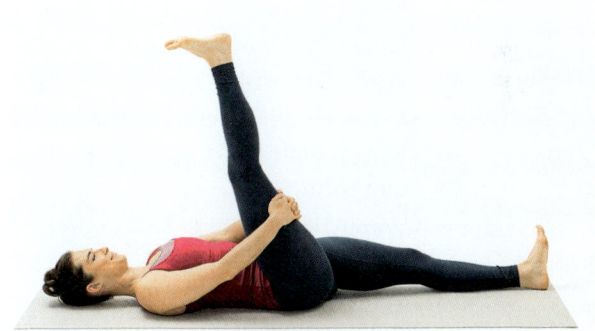

8 Hand-zum-Fuß-Position

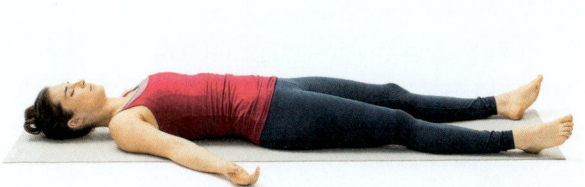

9 Endentspannung

Abendessen

Zeit fürs Abendessen. Es gelten dieselben Prinzipien wie beim Frühstück und beim Mittagessen:

—— Achten Sie auf die richtige Nahrungszusammensetzung.
—— Schalten Sie den inneren Kritiker aus.
—— Vermeiden Sie Junkfood.
—— Überlegen Sie sich vorher, wie groß Ihr Hunger ist.
—— Sorgen Sie für Ruhe.
—— Lassen Sie sich Zeit. Essen Sie langsam und bewusst.
—— Vermeiden Sie Hektik und schnelles Schlingen.
—— Kauen Sie ausgiebig und bewegen Sie den Speisebrei etwas länger im Mund als sonst.
—— Legen Sie zwischendurch das Besteck ab.
—— Essen Sie die »richtige« Menge. Das entscheiden Sie abhängig vom Hungergefühl. Ihr Magen sollte zu Zweidritteln gefüllt sein.
—— Wenn Sie unbedingt Süßigkeiten essen müssen, dann »gesunde«.
—— Vergessen Sie das Trinken nicht.
—— Guten Appetit!

Reflexion und Tagebuch

Nun haben Sie es geschafft! Der Übungsteil ist bewältigt. Sie können sich ein ganz großes Lob aussprechen. Falls Sie mit Freundinnen und Freunden zusammen geübt haben, können Sie sich jetzt gerne darüber austauschen, das heißt, Sie müssen nicht mehr schweigen.

Wenn Sie allein geübt haben, empfehlen wir Ihnen, sich ein paar Notizen zu machen. Idealerweise haben Sie dafür ein Tagebuch oder ein Notizbuch. Schreiben Sie sich auf, was Sie an diesem Tag gelernt haben. Werden Sie sich klar darüber, welche Techniken Ihnen leichtgefallen sind und welche nicht. Wo hatten Sie bei der Ausführung Schwierigkeiten? Was hat besonders gut geklappt? Wie lange konnten Sie die Aufmerksamkeit halten? Wie schnell waren Sie abgelenkt? Bleiben Sie lieber bei einer Technik oder springen Sie gerne Konnten Sie die Aufmerksamkeit gleichzeitig auf mehrere Punkte lenken (zum Beispiel beim Gehen) oder nur auf einen? Konnten Sie immer schnell zum Atem zurückkehren, wenn Sie abgelenkt waren? Fanden Sie die freundlichen Wünsche oder das Tagesmotto »kitschig«? Konnten Sie etwas mit dem Koan anfangen? Oder war das zu »verrückt«? Wie war das langsame, achtsame Essen für Sie? Wie war das Yoga? Was hat funktioniert, was nicht? Was wollen Sie beim nächsten Achtsamkeitstag besser oder anders machen?

Das alles sind nur Beispielfragen. Sie können sich natürlich alles notieren, was Sie wollen. Hauptsache, es führt noch einmal zu einer Reflexion und Vertiefung des Tages und zu mehr Einsicht.

Noch einmal herzlichen Glückwunsch zum bestandenen Achtsamkeitstag! Sie sind großartig!

 ## Achtsamkeit für Zwischendurch

Stoppen Sie im Tagesverlauf einfach hin und wieder mal Ihre Bewegung. Frieren Sie sozusagen ein bei dem, was Sie gerade tun. Bleiben Sie regungslos stehen, liegen oder sitzen. Scannen Sie dann kurz für drei Atemzüge durch den Körper und seien Sie sich Ihrer Haltung bewusst. Wo sind die Arme, wo die Beine? Sind Sie aufrecht oder gebückt? Haben Sie das Gehen unterbrochen? Was hatten Sie gerade vor? Was war Ihre Absicht? Was wollten Sie gerade tun? Vielleicht hatten Sie gerade auch keine besondere Absicht und haben »irgendetwas einfach nur so gemacht«. Dann ist es auch okay.

Hirsebowl mit Rote Bete und Datteln

1 Person
20 Min.

....

50 g Hirse
1 kleine Rote Bete
1 kleine Kartoffel
1½ EL Olivenöl
Salz
Pfeffer
50 g Feldsalat
½ EL Limettensaft
½ TL Agavendicksaft
10 g getrocknete Datteln ohne Stein
5 g Walnusskerne (gehackt und geröstet)
25 g Joghurt

Hirse abspülen, mit der 2½-fachen Menge Wasser in ca. 15 Min. bissfest garen und auskühlen lassen. —— Rote Bete und Kartoffel schälen und klein würfeln. 1 EL Öl erhitzen, Gemüsewürfel anbraten, 10 Min. dünsten, salzen und pfeffern. Abkühlen lassen. —— Salat waschen, putzen und trocken schütteln. Rest Öl mit Limettensaft und Agavendicksaft vermischen. Salzen und pfeffern. Datteln klein schneiden. Hirse mit einer Gabel auflockern. Mit Rote Bete, Kartoffel, Salat und Vinaigrette vermengen. Mit Nüssen, Joghurt und Datteln genießen.

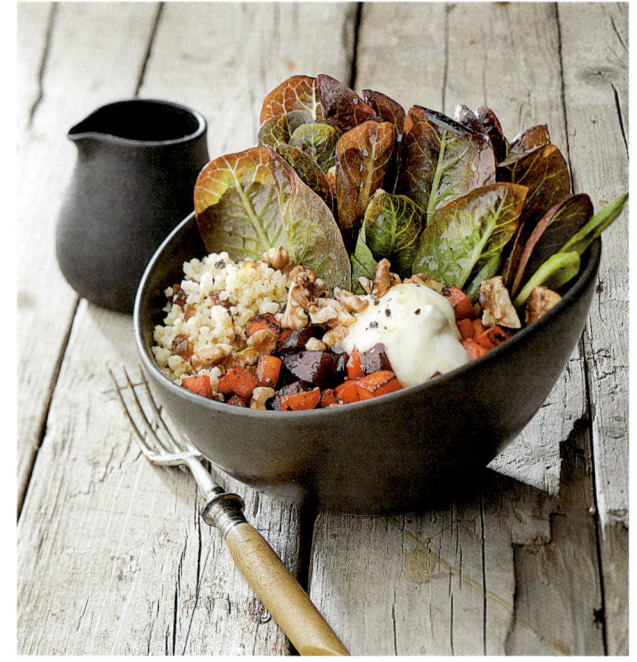

Bohnen-Erbsen-Bratlinge

Erbsen in etwas Salzwasser 5 Min. garen, abgießen und abkühlen lassen. Bohnen mit den Erbsen zerstampfen oder mit einem Pürierstab pürieren. —— Sellerie putzen, waschen, klein schneiden und in Salzwasser ca. 10–15 Min. weich garen. Sellerie abgießen, etwas Wasser auffangen. Cashewmus und Kochflüssigkeit zugeben und mit einem Kartoffelstampfer zerstampfen. 1 EL Petersilie untermischen und mit Salz, Pfeffer und Chili würzen. —— Für die Bratlinge Knoblauch schälen und hacken. Den Bohnen-Erbsen-Mix mit Knoblauch, Linsenmehl und Leinsamen vermischen. Die Masse mit Salz, Pfeffer und Kräutern würzen. —— Öl in einer Pfanne erhitzen und portionsweise ca. 2–3 Bratlinge ca. 5 Min. von beiden Seiten anbraten. Rest Petersilie mit Zitronenschale und Olivenöl vermischen. Bratlinge auf das Püree geben und mit der Gremolata beträufeln.

TIPP: Zu den Bratlingen passt ein grüner Salat hervorragend. Einfach ein paar Salatblätter waschen, klein zupfen und mit etwas Öl und Zitrone oder unserem leckeren Senfdressing (Seite 63) anmachen und zu den Bratlingen servieren.

1 Person
45 Min.
....

50 g grüne Erbsen (frisch oder TK)

Salz

50 g weiße Bohnen (gegart)

200 g Knollensellerie

15 g Cashewmus

2 EL Petersilie (gehackt)

Pfeffer

Chiliflocken

1 kleine Knoblauchzehe

1 EL Linsenmehl

½ EL Leinsamen (geschrotet)

Kräuter der Provence (getrocknet)

1 EL Rapsöl

Abrieb ½ Bio-Zitrone

1 EL Olivenöl

Wohlwollen – Gutes wünschen

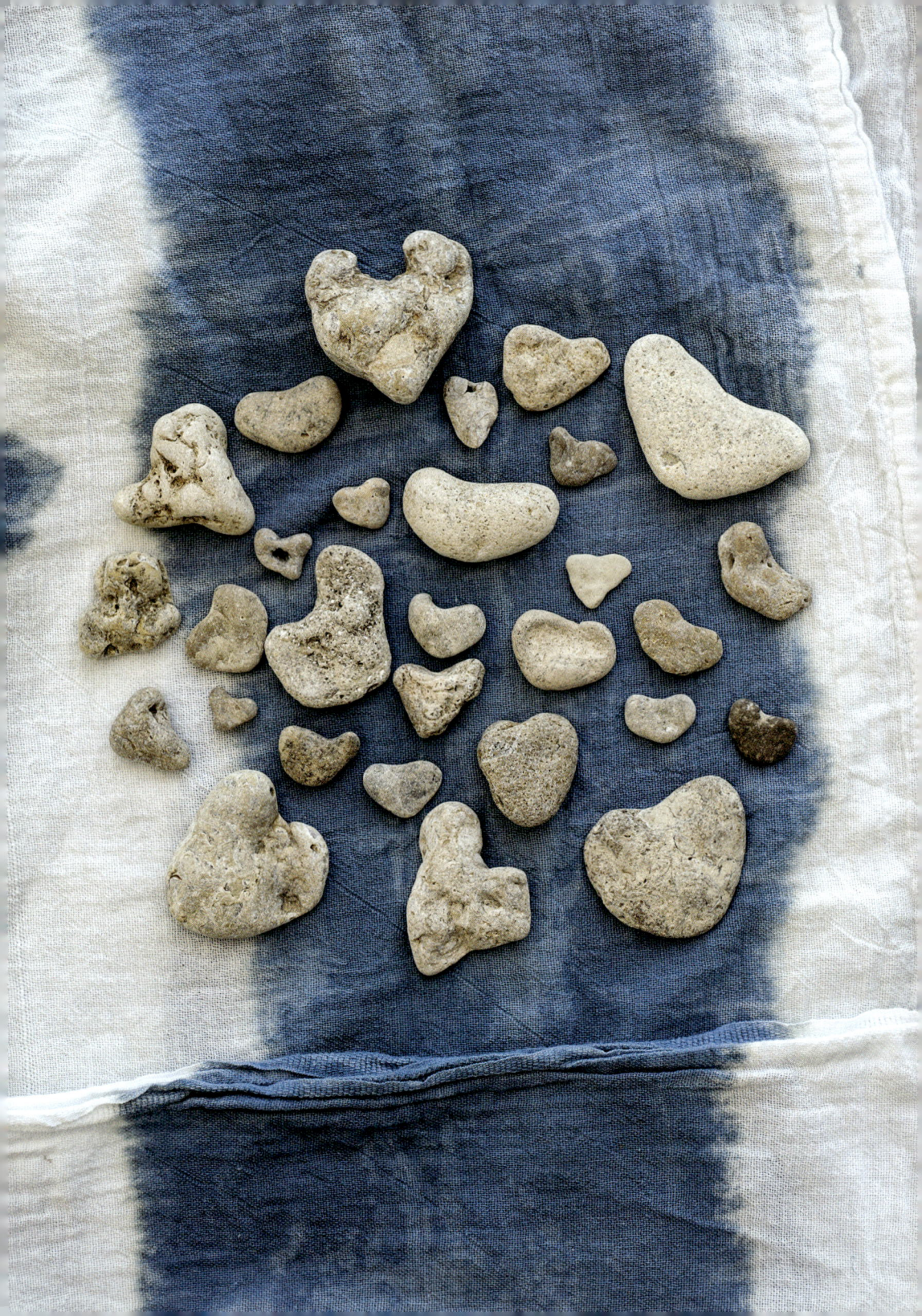

Zweites Tagesprogramm: Mitgefühl

Mitgefühl – Leiden mindern

Unter dem Motto des heutigen Tages – Mitgefühl – kann sich jeder etwas vorstellen. Denken Sie mitfühlend an andere und senden Sie Ihnen gute Wünsche. Dabei sind nicht nur Menschen gemeint, sondern auch die Natur mit Pflanzen und Tieren. Am heutigen Tag achten Sie also nicht nur auf sich selbst und Ihre Atmung, sondern nehmen auch Ihre Umgebung wahr.

Fällt Ihnen zum Beispiel jemand ein, der bald eine Prüfung hat oder dem es nicht besonders gut geht? Dann schließen Sie ihn in Ihre Gedanken ein. Sie müssen aber nicht nur an Menschen denken, auch alle Pflanzen und Tiere können Sie berücksichtigen. Wenn Sie an die Umweltbelastung denken und der Welt das Beste wünschen, entwickeln Sie auch Mitgefühl.

Ausrichtung auf das Tagesmotto

Das heutige Tagesthema lautet Mitgefühl. Im buddhistischen Original wird der Begriff »Karuna« dafür benutzt. Wir wollen instinktiv das Leid einer anderen Person, eines Tieres oder einer Pflanze lindern. Eine Mutter, die ihr krankes Kind pflegt, empfindet »Karuna«. Wir wünschen uns also, dass das Leiden in unserem Umfeld und in der Welt gemindert wird.

Die Mitgefühlswünsche, die wir aussenden, sind ähnlich zur Übung vom 1. Tag:

- Mögen alle Lebewesen stetiges Wohlbefinden erleben!
- Mögen alle Lebewesen frei von Gefahr sein!
- Mögen alle Lebewesen frei von Widrigkeiten sein!
- Mögen alle Lebewesen frei von Krankheit sein!
- Mögen alle Lebewesen vom Leiden befreit sein!

Denken Sie diesmal nicht nur an eine nahestehende Person, die Ihnen lieb und teuer ist, sondern an alle Menschen, die in Schwierigkeiten stecken. Senden Sie dann diese mitfühlenden Wünsche aus. Wie immer können Sie auch andere Begriffe und Formulierungen wählen. Wichtig ist nur, dass Sie das Mitgefühl ausdrücken.

Denken Sie im Laufe des Tages weiter über das Tagesmotto nach und machen sich eventuell später ein paar Notizen dazu im Tagebuch. Zum Reflektieren über Karuna gehört auch, sich das Gegenteil bewusst zu machen: Empathielosigkeit und sich nicht (oder schlecht) in andere hineinversetzen zu können (naher Feind). Herzlosigkeit ist das Gegenteil von Karuna.

Senden Sie ein paar Mal während des Tages die guten Wünsche aus und lassen Sie die Empfindungen dabei auf sich wirken. Reflektieren Sie auch den Unterschied zwischen Freundlichkeit und Mitgefühl.

Wachwerden und Aufstehen

Guten Morgen! Heute möchten Sie einen Achtsamkeitstag genießen. Beginnen Sie damit, den Übergang zwischen Schlafen und Aufwachen bewusst wahrzunehmen. Bleiben Sie dann erst einmal liegen und scannen Sie durch Ihren Körper.

Der Unterschied zum 1. Achtsamkeitstag ist, dass Sie zusätzlich eine Atemimagination machen. Das heißt, Sie stellen sich vor, dass Sie in die jeweilige Körperregion hineinatmen und auch wieder heraus. Das klingt zunächst etwas abstrakt. Sie benötigen daher etwas Phantasie und Geduld. Natürlich kann man nicht in einen Fuß hineinatmen. Aber Sie können so tun, als ob, um sich darin zu trainieren, die Aufmerksamkeit zu lenken.

Bodyscan

Ich kürze hier die Beschreibung der Übung ab. Für Details lesen Sie in der Beschreibung des Bodyscans am 1. Tag (Seite 33) nach.

- Starten Sie mit der rechten Hand. Tun Sie so, als ob Sie in die Finger hineinatmen könnten und auch wieder aus den Fingern heraus. Verfolgen Sie den Luftstrom zunächst durch die Nase über den Hals bis in die Lunge. Dann tun Sie so, als ob der Atem über die Schulter in den rechten Arm bis in die Finger wandert. Und dann wieder zurück: über den Arm, die Schulter, die Lunge, den Hals und wieder aus der Nase heraus. Achten Sie auf auftauchende Empfindungen in den Fingern, zum Beispiel Wärme, Kälte, Ausdehnung, Zusammenziehen, Schwere, Leichtigkeit, Druck.
- Versuchen Sie dann, die einzelnen Finger anzusteuern: Daumen, Zeigefinger, Mittelfinger, Ringfinger, kleiner Fin-

ger. Schließlich die ganze Hand, erst die Handfläche, dann den Handrücken.
- Arbeiten Sie sich dann den ganzen rechten Arm hoch. Versuchen Sie immer, die Atmung an die jeweilige Stelle zu lenken und achten Sie dabei auf Ihre Empfindungen. Wenn Sie nichts spüren oder einige Stellen leichterfallen als andere, ist das völlig in Ordnung.
- Es folgt der Unterarm, der Oberarm und die Schulter rechts.
- Dann ist die linke Seite dran: Finger, Hand, Unterarm, Oberarm, Schulter.
- Kommen Sie zum rechten Bein: Zehen, Fuß, Unterschenkel, Oberschenkel und Hüfte einschließlich Po. Wenn Sie zwischendurch mit den Gedanken abschweifen, ist das normal. Kehren Sie einfach wieder zurück zur Atmung und den Körperempfindungen.
- Es folgt analog das linke Bein.
- Dann kommt der Unterleib mit Vorder- und Rückseite, rechts und links dran.
- Atmen Sie dann in den Bauch: Vorder- und Rückseite, rechts und links.
- Schließlich ist der Brustkorb mit Vorder- und Rückseite, rechts und links dran. Experimentieren Sie mit der Aufmerksamkeitslenkung und der Atemlenkung. Versuchen Sie zum Beispiel, einmal mehr nach rechts und einmal mehr nach links einzuatmen. Oder mehr in den vorderen Teil des Brustkorbs oder mehr in den Rücken. Dann spüren Sie wieder den ganzen Brustkorb.
- Es folgen noch der Hals, das Gesicht und der Hinterkopf sowie der Scheitel. Arbeiten Sie sich Stück für Stück vor. Sie können auch abkürzen und nicht so sehr ins Detail gehen. Probieren Sie es einfach aus.

Wenn Sie mit dem Bodyscan fertig sind, stehen Sie langsam auf und gehen bewusst ins Bad.

Grüner Smoothie

1 Person
15 Min.

....

50 g Spinat oder Feldsalat

½ Stange Staudensellerie (inkl. Grün)

1 kleiner Apfel oder Birne

1 kleine Banane

Saft einer ¼ Limette oder Orange

½ EL Mandelmus oder Nussmus Ihrer Wahl

½ TL geriebener frischer Ingwer

125 ml pflanzliche Milch nach Geschmack

Spinat oder Feldsalat und Staudensellerie waschen und trocken schütteln. Sellerie in kleine Stücke zerteilen, Spinat etwas kleiner zupfen. —— Apfel (oder Birne) waschen, entkernen und vierteln. Banane schälen. Limette oder Orange auspressen. —— Alle Zutaten in einen Mixer geben und zu einem cremigen Smoothie verrühren. —— In ein großes Glas schenken und genießen!

TIPP: Auch reife Beeren können Sie wunderbar mit in den Smoothie geben.

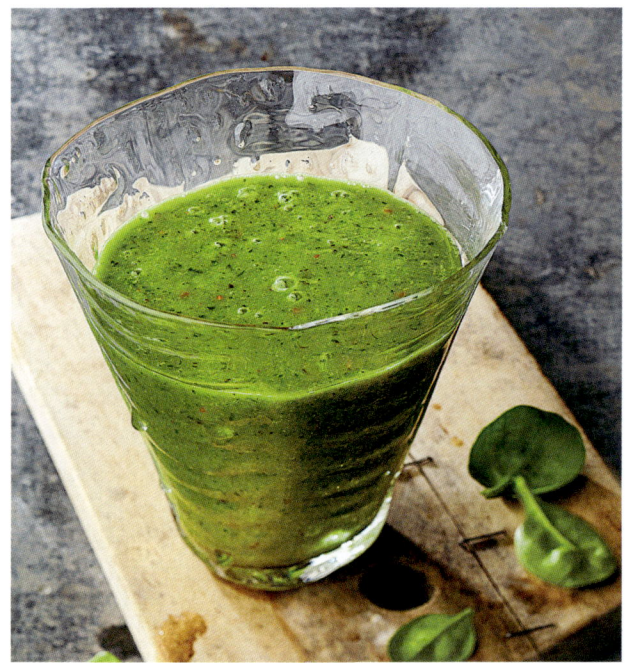

Warmes Buchweizen-Porridge

Mandeldrink mit Agavendicksaft und Vanillemark zum Kochen bringen. —— Aprikosen klein schneiden. Apfel waschen, entkernen und in Stücke schneiden. —— Buchweizenflocken, Leinsamen und Aprikosenstücke in die Flüssigkeit rühren. Ca. 2 Min. bei kleiner Hitze köcheln lassen. —— Vom Herd nehmen, Äpfel unterrühren und ca. 5 Min. quellen lassen. —— Banane schälen, in Scheiben schneiden. —— Brei in eine Schüssel geben, warm mit Bananenscheiben und einer Prise Zimt servieren.

VARIANTEN: Cranberrys, Rosinen oder Datteln sind eine gute Alternative für die Aprikosen. Statt der Banane passen auch Birnen oder anderes Obst dazu – was Sie mögen und was gerade Saison hat. Wenn Sie lieber Haferflocken mögen, nehmen Sie einfach die!

TIPP: Machen Sie aus Ihren Lieblingsfrüchten einfach Kompott: Obst Ihrer Wahl klein schneiden. In einem Topf knapp mit Wasser bedecken. Etwas Ahornsirup, eine Zimtstange und evtl. ein paar Kardamomkapseln dazugeben. Ein paar Minuten köcheln und dann eindicken lassen. Passt perfekt zum warmen Porridge.

1 Person

15 Min.

....

150 g Mandeldrink (oder Hafer-, Kokos-, Reisdrink)

½ EL Agavendicksaft

1 Prise Vanillemark

3 getrocknete Aprikosen

1 kleiner Apfel

40 g Buchweizenflocken

1 EL Leinsamen (geschrotet)

½ Banane

1 Prise Zimt

Morgentoilette

Machen Sie nun im Bad mit Absicht alles etwas langsamer. Wenn Sie Rechtshänder sind, versuchen Sie, Routinehandlungen wie Waschen, Zähneputzen, Haarekämmen usw. mit der linken Hand zu machen. Linkshänder umgekehrt.

Spüren Sie die Temperatur und den Fluss des Wassers auf der Haut, die Textur des Handtuchs und des Waschlappens, den Geschmack der Zahnpasta, den Geruch etwaiger Kosmetika usw. Versuchen Sie, so viel wie möglich mit den Sinnen mitzukriegen. Spulen Sie nicht, wie sonst, die Morgenroutine im Autopiloten ab, sondern lassen Sie sich Zeit.

Versuchen Sie, bei der Sache zu bleiben und sich nicht in Gedanken zu verlieren. Blicken Sie sich dann bewusst im Spiegel an und lächeln Sie sich zu. Wünschen Sie sich etwas Nettes für den Tag.

Beim Anziehen lassen Sie sich auch wieder Zeit. Ziehen Sie sich bewusst und langsam an. Achten Sie darauf, dass die Kleidung bequem ist. Noch ein Blick in den Spiegel, einmal zuzwinkern und auf geht's zum Frühstück.

Frühstück

Bevor Sie beginnen, Ihr Frühstück zuzubereiten, fragen Sie sich, wie stark Ihr Hungergefühl im Moment ist. Wahrscheinlich haben Sie sich schon vorher überlegt, was Sie essen wollen. Vielleicht möchten Sie etwas Neues ausprobieren? Seien Sie achtsam und bewusst bei der Zubereitung.

Bevor Sie beginnen zu essen, schauen Sie sich das Essen genau an, schnuppern Sie ruhig daran. Richten Sie die Konzentration auf Ihren Mund, die Nase und den Bauch. Was gehen Ihnen für Gedanken zu dem Essen durch den Kopf? Haben Sie vielleicht Gedanken über die Nahrungszusammensetzung, ob sie »richtig«, oder »falsch« ist? Denken Sie, dass die Portion zu groß oder zu klein ist? Oder ist etwas dabei, das Sie theoretisch für nicht so gesund halten? Seien Sie dabei nicht so kritisch! Beobachten Sie diese auftauchenden Gedanken zum Essen, nehmen Sie sie zur Kenntnis und lassen Sie sie dann los.

Essen Sie nun langsam und bewusst, machen Sie zwischendurch Pausen und legen Sie das Besteck ab. Schmecken und kauen Sie langsam. Schweigen Sie und lassen Sie sich nicht ablenken. Wenn Sie das Gefühl haben, dass Sie satt sind, hören Sie auf. Trinken Sie etwas und machen Sie eine Pause. Spüren Sie dann nach, wie sich Ihr Körper anfühlt.

Meditation

Sie kennen es schon: Sie beginnen mit einer Sitzmeditation, danach folgt eine Gehmeditation.

Klassische Sitzmeditation

- Suchen Sie sich eine stille Umgebung und minimieren Sie die Umgebungsgeräusche.
- Stellen Sie sich einen Timer auf 15, 30 oder 45 Minuten.
- Begeben Sie sich auf Ihr Meditationskissen, Ihr Meditationsbänkchen oder einen Stuhl.
- Sitzen Sie bequem. Der Körper darf Sie während der Meditation nicht zu sehr ablenken. Wichtig ist es, aufrecht zu sitzen, nicht zu steif, nicht verkrampft, aber dennoch gerade. Korrigieren Sie die Position, bis Sie zufrieden sind. Lassen Sie Verspannungen los. »Ruckeln« Sie sich zurecht.
- Zupfen Sie an Ihrer Kleidung, bis alles sitzt. Es darf nichts kneifen oder zu eng sein. Legen Sie dann los.
- Sitzen Sie unbewegt. Der Blick ist entweder abgesenkt auf den Boden und weich (unfokussiert). Oder die Augen sind geschlossen.

—— Richten Sie Ihren Fokus auf die Atmung. Beobachten und fühlen Sie einfach nur, wie der Atem kommt und geht. Verfolgen Sie die Ein- und Ausatmung und nehmen Sie dabei Ihre Körperempfindungen wie Wärme, Kälte, Druck, Strömungsgefühl, Ausdehnung, Zusammenziehen usw. wahr.
—— Früher oder später werden Gedanken auftauchen, in denen Sie sich verlieren. Dies gilt es wahrzunehmen. Sobald Sie einen Gedanken oder ein Gedankenthema bemerken, benennen Sie es innerlich mit dem Stichwort: »Denken«. Dann lassen Sie den Gedanken los und kehren wieder zur Atmung zurück. Das müssen Sie wahrscheinlich mehrmals wiederholen. Es ist Übungssache, beim Meditationsobjekt zu bleiben und nicht abzuschweifen. Die Sitzung sieht dann wahrscheinlich so aus: Aufmerksamkeit auf dem Atem …, »Denken«, … Aufmerksamkeit auf dem Atem …, »Denken« usw.
—— Versuchen Sie, immer stiller zu werden und die Pausen zwischen den Gedanken zu verlängern.
—— Wenn der Timer klingelt, beenden Sie die Sitzung.

Gehmeditation

Achten Sie auf den Übergang vom Sitzen zum Gehen.

- Stellen Sie sich einen Timer auf 15 Minuten.
- Begeben Sie sich zu Ihrem »Weg« bzw. zu Ihrer Gehstrecke.
- Stellen Sie sich bewusst hin. Die Gehmeditation fängt im Stehen an. Bleiben Sie erst einmal einfach stehen, ohne etwas zu tun oder verändern zu wollen.
- Scannen Sie im Stehen Ihren Körper. Spüren Sie das Gewicht und ob Sie geradestehen. Nehmen Sie den Raum wahr, schauen Sie sich um. Lauschen Sie auf Geräusche.
- Wenn Sie sich neu ausgerichtet haben, beginnen Sie das Gehen. Richten Sie den Fokus zunächst auf die Füße und den Bewegungsablauf. Gehen Sie mit Absicht sehr langsam.
- Dann können Sie eine Variation einführen: Splitten Sie die Aufmerksamkeit und achten Sie zusätzlich zum Gehen auf Geräusche, Gerüche, Gedanken und Gefühle. Das geht so: Schreiten Sie langsam voran. Dann achten Sie auf Geräusche in der Umgebung oder die Stille.
- Achten Sie wieder auf das Gehen. Dann schnuppern Sie und achten auf den Geruch. Vielleicht haben Sie vorher eine Duftkerze angezündet und Sie können sie noch riechen.
- Wenden Sie Ihre Aufmerksamkeit dann wieder dem Gehen zu. Achten Sie nun darauf, welche Gedanken Ihnen durch den Kopf gehen. Wie eben in der Sitzmeditation benennen Sie diese innerlich mit dem Label: »Gedanken« oder »Denken«, ohne sich um den Inhalt zu kümmern.
- Achten Sie dann wieder auf das Gehen. Spüren Sie schließlich, wie Ihre Stimmung gerade ist: gut, nicht so gut oder neutral (also weder noch). Stellen Sie das einfach nur fest und konzentrieren Sie sich dann wieder auf das Gehen.
- Wenn der Timer klingelt, beenden Sie die Meditation.

Yoga: Raum und Weite schaffen

In den heutigen Sequenzen liegt der Schwerpunkt auf Drehungen und Rückbeugen. Dadurch schaffen Sie Raum im Brustkorb, im Herzraum, und lösen Verspannungen auf. Vielleicht können Sie auch Ihre Yogastunde unter dem Aspekt des Tagesmottos »Mitgefühl« ausrichten, indem Sie Ihre heutige Praxis einer Person oder Sache widmen, der Sie Mitgefühl entgegenbringen möchten oder die generell gerade Unterstützung braucht.

1 RÄKELNDE KATZE: Setzen Sie Hände und Knie im Vierfüßler auf und starten Sie mit einigen Runden Katze – Kuh (Seite 68). Beginnen Sie, sich zu räkeln und in alle Richtungen zu strecken, runden Sie Ihre Schulterblätter, Ihren Rücken, schieben Sie sich von einer Seite zur anderen, ganz wie es Ihnen gefällt. Üben Sie 1–3 Minuten. Abschließend schieben Sie sich in den herabschauenden Hund (Seite 52).

1 Räkelnde Katze

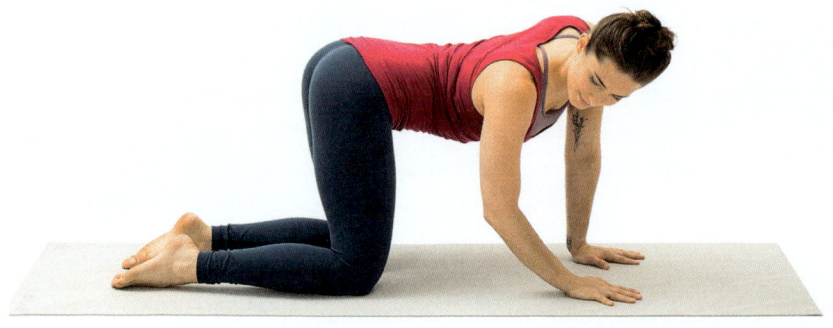

Ergänzung: Wenn Sie möchten, üben Sie einige Runden des Sonnengrußes (Seite 47). Halten Sie die Kobra in jeder Runde 3–5 Atemzüge.
Wirkung: Löst Verspannungen entlang der Rückenmuskulatur und lockert den Schulterbereich.

2 TIEFER AUSFALLSCHRITT MIT TWIST: Treten Sie aus dem herabschauenden Hund mit rechts vor zu den Händen. Setzen Sie Ihr linkes Knie am Boden ab. Legen Sie die rechte Hand an den unteren Rücken, die linke bleibt am Boden. Heben Sie ausatmend Ihr linkes Knie und drehen Sie den Oberkörper nach rechts zur Seite auf. 5 Atemzüge halten. Drehen Sie sich einatmend zurück zur Mitte, setzen Sie beide Hände am Boden auf und treten Sie zurück in den herabschauenden Hund. Nach dem Seitenwechsel laufen Sie zu den Händen vor und richten sich mit geradem Rücken in den Stand auf.
Tipp: Statt sich zur Seite aufzudrehen, lassen Sie das linke Knie am Boden und richten Ihren Oberkörper nach oben auf (Schultern über den Hüften).
Wirkung: Kräftigt die Beine und mobilisiert den Schulterbereich.

2 Tiefer Ausfallschritt mit Twist

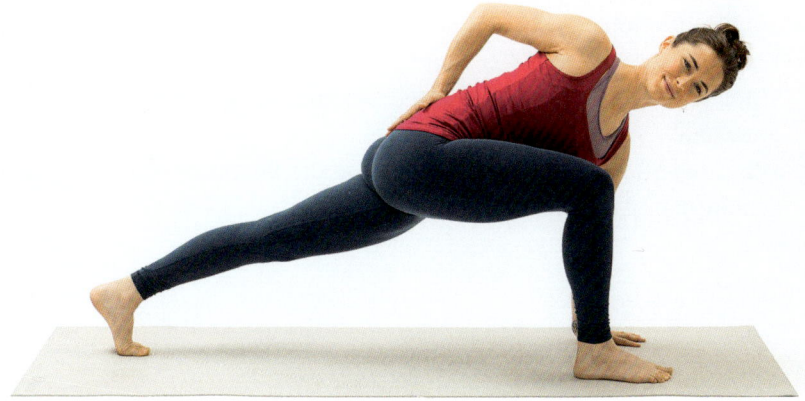

Mitgefühl – Leiden mindern

3 **STUHL MIT TWIST:** Stellen Sie Ihre Füße dicht nebeneinander auf. Beugen Sie im Stand einatmend die Knie und schieben Sie den Po nach hinten, als ob Sie sich auf einen Stuhl setzen würden. Dabei strecken Sie die Arme schulterweit auf Höhe der Ohren nach vorn. Verlagern Sie ausatmend das Gewicht mehr auf die Fersen. Legen Sie die Handflächen vor dem Brustbein aneinander. Einatmend neigen Sie den Oberkörper leicht vor. Schieben Sie dabei den linken Ellenbogen von außen gegen den rechten Oberschenkel und drehen Sie sich ausatmend mit dem Oberkörper nach rechts auf. Halten Sie dabei beide Knie auf einer Linie. Bleiben Sie 5 Atemzüge in der Position. Dann wechseln Sie die Seite und richten sich in den Stand auf.
Wichtig: Stabilisieren Sie Ihren unteren Rücken, indem Sie Ihr Schambein zum Nabel und Ihre Sitzbeinhöcker zueinanderziehen.
Wirkung: Kräftigt Beine, Knie- und Fußgelenke und mobilisiert den Schulterbereich.

4 **HOHER LUNGE MIT TWIST:** Treten Sie mit links aus dem hüftweiten Stand einen großen Schritt zurück, Ihre Hände liegen an der Taille. Richten Sie Ihr vorderes Knie über dem Fußgelenk aus. Beugen Sie das hintere Knie leicht, die Ferse bleibt in der Luft. Richten Sie das Becken auf und ziehen Sie die Sitzhöcker sanft zueinander. Strecken Sie einatmend beide Arme lang nach oben, ziehen Sie dabei die Schultern tief. Drehen Sie ausatmend den Oberkörper nach rechts und strecken Sie die Arme auf Schulterhöhe zu den Seiten aus. 5 Atemzüge halten, Seite wechseln. Kommen Sie zurück in den Stand.
Tipp: Setzen Sie Ihre hintere Hand am Rücken ab, um die Schultern zu entlasten.
Wirkung: Stärkt die Konzentration und die Beinmuskulatur, öffnet die Schultern und aktiviert.

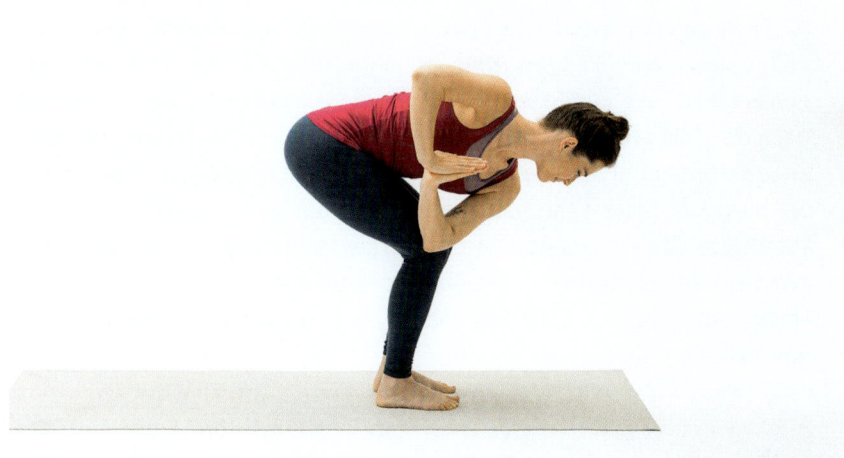

3 Stuhl mit Twist

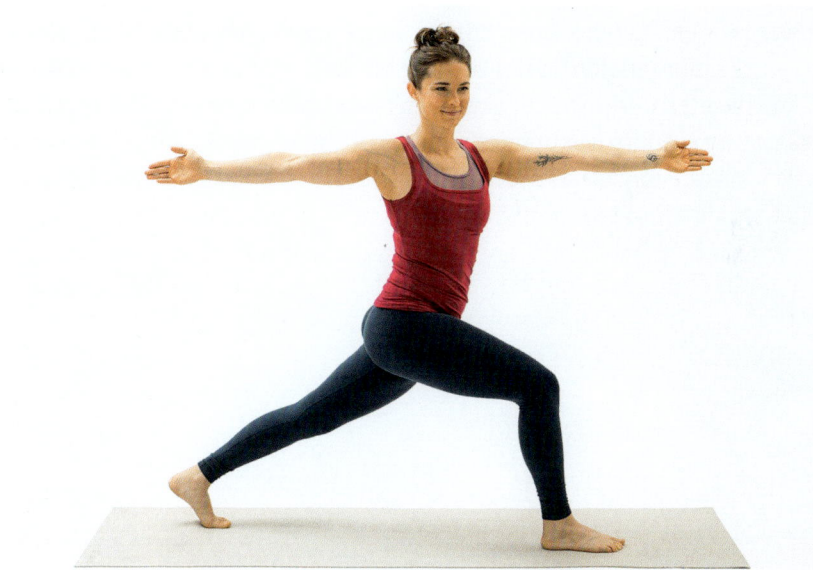

4 Hoher Lunge mit Twist

5 TÄNZER: Im hüftweiten Stand beugen Sie das linke Knie und schieben die Ferse zum Po. Greifen Sie mit der linken Hand das linke Fußgelenk von außen und halten Sie beide Knie auf einer Höhe. Strecken Sie einatmend den rechten Arm lang nach oben. Kicken Sie ausatmend den linken Fuß nach oben und beugen Sie sich mit dem Oberkörper nach vorn. 5 Atemzüge halten, dann Seite wechseln. Fließen Sie danach durch eine Runde Sonnengruß (Seite 47) und bleiben Sie in Bauchlage liegen.
Wichtig: Sinken Sie nicht in ein zu starkes Hohlkreuz, ziehen Sie weiterhin die unteren Rippen in den Brustkorb zurück.
Wirkung: Bringt Stabilität und Weite für die Vorderseite, außerdem auch Energie und gute Laune.

6 HEUSCHRECKE: Strecken Sie in Bauchlage Ihre Beine hüftweit nach hinten aus und legen Sie Ihre Arme lang neben dem Körper ab. Verlängern Sie Ihren unteren Rücken, indem Sie das Kreuzbein zu den Fersen und Ihr Schambein zum Bauchnabel ziehen. Drehen Sie Ihre Handflächen zum Boden. Lösen Sie einatmend die Beine und den Oberkörper vom Boden. Halten Sie den Kopf in Verlängerung der Wirbelsäule und legen Sie Ihre Schulterblätter tief und breit am Rücken an. Schieben Sie die Innenseiten der Oberschenkel nach oben (Innenrotation). Halten Sie die Position 5 Atemzüge und rollen Sie sich danach direkt auf den Rücken.
Wirkung: Aktiviert und energetisiert, stärkt die Rückenmuskulatur und öffnet den Herzraum.

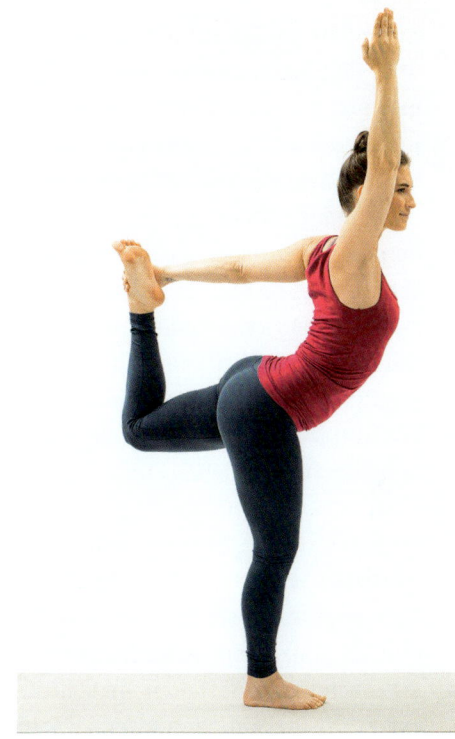

5 Tänzer

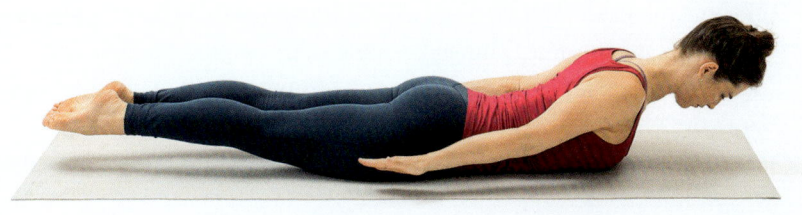

6 Heuschrecke

Mitgefühl – Leiden mindern

***7* SCHULTERBRÜCKE:** Stellen Sie in Rückenlage die Füße hüftbreit und dicht am Po auf. Richten Sie Ihre Fußkanten parallel und die Knie über den Fußgelenken aus. Strecken Sie die Arme lang neben dem Körper aus und schieben Sie die Füße aktiv in die Matte. Ziehen Sie einatmend den unteren Bauch zum Nabel und rollen Sie sich Wirbel für Wirbel mit dem Becken auf. Verschränken Sie die Hände unter dem Rücken ineinander oder lassen Sie die Hände weiterhin am Boden liegen. Schieben Sie das Brustbein zur Decke, um die Öffnung im Herzraum zu intensivieren. 5–10 Atemzüge halten. Ausatmend rollen Sie langsam wieder zurück. Üben Sie 3 Runden. Abschließend ziehen Sie die Knie an die Brust ran und schaukeln sanft hin und her.
Tipp: Stresst die Übung den unteren Rücken, heben Sie die Fersen an.
Wirkung: Mobilisiert die Wirbelsäule, löst Verspannungen und öffnet den Schulterbereich.

***8* KROKODIL:** Stellen Sie die Füße hüftweit auf und strecken Sie beide Arme auf Schulterhöhe zu den Seiten aus. Heben Sie einatmend das Becken an, schwingen Sie es minimal nach rechts und legen Sie es am Boden ab. Senken Sie ausatmend beide Knie im rechten Winkel (oder tiefer) nach links ab. Halten Sie Schultern und Arme am Boden. Beugen Sie eventuell die Ellbogen oder legen Sie eine Decke zwischen die Oberschenkel, wenn die Schultern sich vom Boden lösen oder es sich nicht gut anfühlt. Entspannen Sie den Nacken. 5–15 Atemzüge halten. Wechseln Sie zur anderen Seite.
Wichtig: Bei akuten Rücken- und Bandscheibenproblemen bitte die Position auslassen oder die Knie tief legen und extrem achtsam hineingehen.
Tipp: Eine der besten Übungen nach einem langen, herausfordernden Tag. Sie können auf jeder Seite bis zu 5 Minuten bleiben, drehen Sie den Kopf zur Seite der Knie.
Wirkung: Wirkt ausgleichend auf das Nervensystem und entlastet den gesamten Körper.

***9* ENDENTSPANNUNG:** Abschließend strecken Sie sich lang am Boden für die Endentspannung (Seite 54) aus.

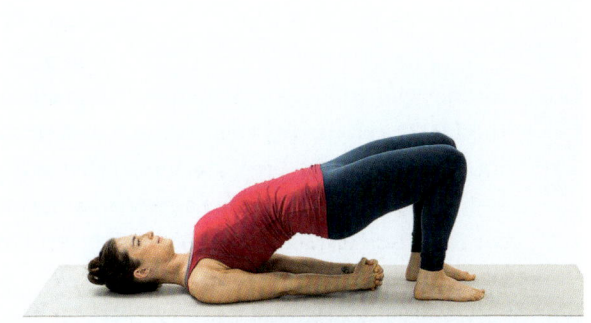

7 Schulterbrücke

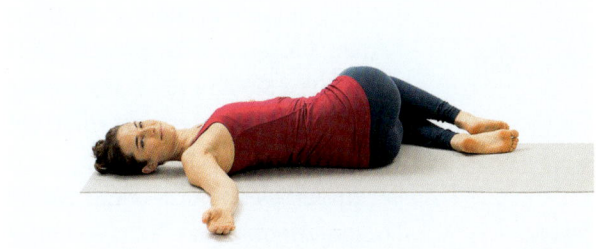

8 Krokodil

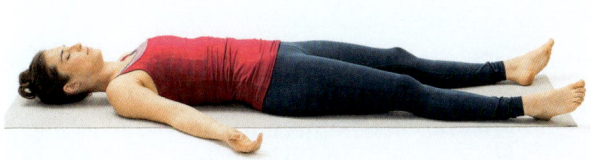

9 Endentspannung

Mitgefühl – Leiden mindern

Die gleichmäßige Atmung: Sama Vritti

Mit der gleichmäßigen Atmung schalten Sie direkt in den Erholungsmodus. Durch das Atemverhalten beruhigt sich Ihr gesamtes System und entspannt auf allen Ebenen: Destress pur. Anspannungen lösen sich, der Kopf wird klarer. Sama Vritti ist eine tolle Vorbereitung für die Meditation und kann zu jeder Tageszeit ausgeführt werden.

- Kommen Sie in einen Sitz mit gekreuzten Beinen. Lassen Sie den Atem sanft durch die Nase fließen. Nehmen Sie die natürlichen Pausen nach und vor der Einatmung bzw. Ausatmung wahr.
- Nach ein paar Runden beginnen Sie, Ihren Atem auszudehnen und Ihre Atmung auf vier Takte zu verlängern. Atmen Sie vier Takte ein, halten Sie den Atem für vier Takte an. Atmen Sie genauso lang in einem fließenden Atemzug aus und halten Sie den Atem für weitere vier Takte an.
- Beginnen Sie wieder von vorn. Behalten Sie diesen Zählrhythmus für einige Runden bei. Sind vier Takte zu lang, verkürzen Sie auf drei oder zwei. Wenn Ihr Atemvolumen längere Atemzüge zulässt, verlängern Sie entsprechend die Einatmung, das Atemverhalten nach der Einatmung, die Ausatmung und das Atemverhalten nach der Ausatmung – auf bis zu acht.
- Üben Sie 3–10 Minuten. Abschließend lassen Sie Ihren Atem einige Runden natürlich durch die Nase ein- und ausfließen.

Tipp: Sie können die Atempunkte auch als Quadrat visualisieren: Einatmen – Atem einhalten –ausatmen – Atem aushalten.
Wichtig: Bei Bluthochdruck, erhöhtem Augeninnendruck, Herzproblemen oder wenn Sie schwanger sind, lassen Sie diese Übung aus.

Philosophische Gedanken

Jetzt ist es wieder Zeit für inspirierende Texte, Podcasts, Vorträge usw. Lesen Sie auch den heutigen Koan. Lassen Sie ihn auf sich wirken und nehmen Sie ihn mit in den Tag. Denken Sie mehrmals zwischendurch darüber nach.

> —— Sekkyo (Shih-Kung) fragte einen seiner Mönche: »Kannst Du die Leere fassen?« »Ich kann es versuchen«, sagte der Mönch und formte seine Hände in der Luft zu einem Gefäß. »Das ist nicht sehr gut«, sagte Sekkyo. »Du hast ja nichts drin.« »Dann Meister«, sagte der Mönch, »zeig mir bitte einen besseren Weg.« Daraufhin packte der Meister die Nase des Mönchs und zog kräftig daran. »Aua!« schrie der Mönch, »Du tust mir weh!« »Das ist der Weg, die Leere zu fassen«, sagte Sekkyo. ——

Es gibt dazu auch Kommentare im Internet. Vielleicht möchten Sie diese nachlesen? Sie sollten dann aber Ihre eigene, persönliche Antwort finden. Die Lösung kommt auch nicht gleich. Haben Sie Geduld. Möglicherweise fällt Ihnen der Koan auch erst in ein paar Tagen wieder in einem ganz anderen Zusammenhang ein.

Meditation

Auch heute ist die Meditation, wie Sie es schon kennen, aufgeteilt in eine längere Sitzmeditation und eine kürzere Gehmeditation.

Sitzmeditation

Sie beginnen wieder mit einer Sitzmeditation. Und auch dieses Mal ist Ihr Meditationsobjekt der Atem. Heute verfolgen Sie ihn im gesamten Verlauf.

- Wählen Sie ein ruhiges Umfeld und minimieren Sie die Umgebungsgeräusche.
- Stellen Sie sich einen Timer auf 15, 30 oder 45 Minuten.
- Begeben Sie sich, wie gewohnt, auf Ihr Meditationskissen oder Ihr Meditationsbänkchen oder einen Stuhl. Sitzen Sie bequem.
- Scannen Sie kurz durch Ihren Körper. Korrigieren Sie die Position, bis Sie zufrieden sind. Lassen Sie Verspannungen los. »Ruckeln« Sie sich zurecht. Zupfen Sie noch an Ihrer Kleidung, bis alles sitzt. Dann geht es los.
- Sie sitzen unbewegt. Ihr Blick ist entweder abgesenkt auf den Boden und weich (unfokussiert) oder die Augen sind geschlossen.
- Richten Sie Ihren Fokus auf die Atmung. Beobachten und fühlen Sie einfach nur, wie der Atem kommt und geht. Nehmen Sie dabei die Körperempfindungen wie Wärme, Kälte, Druck, Strömungsgefühl, Ausdehnung, Zusammenziehen usw. wahr.
- Früher oder später werden Gedanken auftauchen, in denen Sie sich verlieren. Dies gilt es wahrzunehmen. Lassen Sie die Gedanken immer wieder los und kehren Sie zur Atmung zurück. Das müssen Sie endlose Male wiederholen.

- Es ist Übungssache, beim Meditationsobjekt zu bleiben und nicht abzuschweifen.
- Heute nun eine kleine Variation: Verfolgen Sie den Atem in seinem gesamten Verlauf von Anfang bis Ende. Achten Sie genau darauf, wann Sie die Mitte des Atemzugs erreicht haben. Zusätzlich achten Sie auf die Pausen zwischen der Ein- und Ausatmung. Machen Sie sich genau klar, wann die Einatmung beginnt, wann die Mitte erreicht ist, wann die Einatmung endet und wann sie nach der Pause zwischen den Atemzügen in die Ausatmung übergeht. Das sieht dann ungefähr so aus: Beginn – Einatmung – Mitte – Ende Einatmung – Pause – Übergang zur Ausatmung – Beginn der Ausatmung – Mitte – Ende Ausatmung – Pause usw.
- Wenn der Timer klingelt, beenden Sie die Sitzung.

Gehmeditation

Achten Sie auf den Übergang vom Sitzen zum Gehen.

- Stellen Sie sich den Timer auf 15 Minuten und begeben Sie sich wieder zu Ihrer Gehstrecke.
- Stellen Sie sich zunächst bewusst hin. Stehen Sie einfach nur da, ohne etwas zu tun.
- Scannen Sie dann im Stehen einmal durch den Körper.
- Schauen Sie sich um, was Sie wahrnehmen: den Raum um Sie herum und was im Blickfeld liegt. Spielen Sie mit dem Blickfeld, engen Sie es ein und vergrößern Sie es. Wechseln Sie von einem weichen, weiteren, unscharfen Blick zum Fokussieren eines Punktes. Experimentieren Sie damit.
- Lauschen Sie danach auf Geräusche.
- Wenn Sie sich neu ausgerichtet haben, beginnen Sie das Gehen. Richten Sie den Fokus zunächst wieder auf die Füße und den Bewegungsablauf. Wie immer besonders langsam.

- Splitten Sie dann Ihre Aufmerksamkeit und achten Sie zusätzlich zum Gehen auf visuelle Eindrücke, Geräusche, Gedanken und Gefühle. Experimentieren Sie damit, nur eine Empfindung einzeln wahrzunehmen, zum Beispiel nur das Gehen. Oder kombinieren Sie verschiedene Wahrnehmungen, also Gehen und Sehen oder Gehen und Hören oder alle drei.
- Wenn Ihnen dabei Gedanken durch den Kopf gehen, benennen Sie diese innerlich mit den Begriffen »Gedanken« oder »Denken«, ohne sich um den Inhalt zu kümmern.
- Achten Sie dann wieder auf das Gehen.
- Wenn sich eine Stimmung oder eine Körperempfindung in den Vordergrund drängt, nehmen Sie dies wahr und benennen Sie es, zum Beispiel »Gefühl« oder »Wärme«, »Leichtigkeit«, »Druckgefühl« oder Ähnliches. Stellen Sie das einfach nur fest und konzentrieren Sie sich dann wieder auf das Gehen.
- Wenn der Timer klingelt, beenden Sie die Meditation.

Mittagessen

Bereiten Sie sich diesmal einen »Augenschmaus« zu. Sie kennen sicher den Satz: »Das Auge isst mit.« Tun Sie so, als ob Sie zum Essen eingeladen wären. Nehmen Sie besonders schönes und hochwertiges Geschirr. Verwenden Sie farblich abgestimmte Platzdeckchen. Wählen Sie Ihr bestes Besteck. Stellen Sie vielleicht noch ein paar Blumen dazu und zünden Sie eine Kerze an. Genießen Sie dann beim Essen nicht nur das Essen an sich, sondern auch das »Drumherum«.

Betrachten Sie Ihr Essen ausgiebig, bevor Sie beginnen. Genießen Sie den Anblick. Sonst gelten wieder die bekannten Prinzipien: überlegen, wie viel Hunger Sie haben, die richtige Menge langsam und bewusst essen, sich nicht ablenken lassen, auf die richtige Nahrungszusammensetzung achten, den inneren Kritiker ausschalten.

Meditation mit Imagination

In der Achtsamkeit ist es sehr wichtig, so viel wie möglich in der Gegenwart zu sein. Also sich nicht in Erinnerungen zu verlieren, aber auch nicht in Planungen und Gedanken über die Zukunft. Dazu machen Sie jetzt eine Imaginationsübung im Sitzen.

- Stellen Sie sich einen Timer auf 15 Minuten.
- Sitzen Sie bequem und scannen Sie kurz durch Ihren Körper. Korrigieren Sie die Position, bis Sie zufrieden sind. Lassen Sie Verspannungen los. Dann beginnen Sie.
- Richten Sie den Fokus zunächst wieder auf die Atmung. Beobachten und fühlen Sie einfach nur, wie der Atem kommt und geht.
- Dann fügen Sie eine Imagination hinzu. Eine einfache Methode der Gedankenkontrolle ist es, sich zwei große Körbe vorzustellen, auf denen jeweils Vergangenheit und Zukunft steht. Während der Meditation achten Sie darauf, ob Ihnen Gedanken durch den Kopf gehen. Wenn das der Fall sein sollte, identifizieren Sie den jeweiligen Gedanken und ordnen ihn in die »Zukunft« oder die »Vergangenheit« ein. Den Gedanken legen Sie dann in der Phantasie in einen der Körbe. In den Zukunftskorb kommt alles, was mit der Zukunft zu tun hat (zum Beispiel etwas, das Sie noch einkaufen müssen oder ein Telefonat, das Sie noch führen möchten). In den Vergangenheitskorb kommt alles, das mit der Vergangenheit zu tun hat (zum Beispiel ein Ereignis aus der letzten Woche, ein Gespräch, das länger zurückliegt usw.). Die Phantasiekörbe haben unendlich viel Platz. Sie können also nicht überlaufen.
- Versuchen Sie, so eine Zeit zu sitzen und die auftauchenden Gedanken den Körben zuzuordnen.
- Wenn der Timer klingelt, beenden Sie die Sitzung.

Buchweizen-Pfannkuchen mit Füllung

1 Person
30 Min. + 30 Min. Quellzeit

....

40 g Buchweizenmehl
50 ml Milch
30 ml kaltes Wasser
1 EL Ghee (geschmolzen)
Salz
125 g frischer Spinat
75 g Champignons
1–2 kleine Tomaten
Pfeffer
½ EL Olivenöl
½ EL Ghee
½ EL Pinienkerne

Mehl mit Milch, Wasser, 1 EL geschmolzenem Ghee und Salz verrühren und ca. 30 Min. quellen lassen. —— Spinat waschen, putzen und trocken schütteln. Champignons und Tomaten waschen und klein schneiden. —— Öl in einer Pfanne erhitzen. Champignons zugeben und ca. 5 Min. anbraten. Tomaten dazugeben. Wenn sie weich werden, Spinat dazugeben. Salzen und pfeffern. Pinienkerne in einer extra Pfanne ohne Öl anrösten. —— Je ½ TL Ghee zerlaufen lassen und 2 Pfannkuchen von beiden Seiten goldgelb ausbacken. Mit den Zutaten füllen und mit Pinienkernen bestreuen.

VARIANTE: Variieren Sie die Füllung nach Ihrem Geschmack und der Jahreszeit, auch süße Zutaten passen hervorragend dazu. Probieren Sie geschmorte Pfirsichspalten mit angerösteten Mandelsplittern. Wenn Sie es lieber pikant mögen, sind auch Fetakäse, Oliven und Kapern eine tolle Kombination.

Gemüse-Spiralnudeln

Feldsalat und Kräuter waschen. Magerquark mit 1 EL Wasser, Feldsalat, Petersilie und 1 Zweig Minze fein pürieren. —— Erbsen 5 Min. in Salzwasser garen, dann abschrecken. Mit Zitronensaft unter die Quarksauce mischen. Salzen und pfeffern. —— Zucchini, Karotten und Gurke waschen und in »lange Nudeln« schneiden. Sonnenblumenkerne ohne Fett anrösten. —— Gemüsenudeln 3–5 Min. in Öl andünsten. Salzen und pfeffern. —— Gemüsenudeln mit Sauce, Kernen, Schwarzkümmel und den restlichen Minzeblättern bestreut servieren.

1 Person
25 Min.
....

10 g Feldsalat
¼ Bund Petersilie
1–2 Zweige Minze
50 g Magerquark
50 g Erbsen
Salz
½ TL Zitronensaft
Pfeffer
Cayennepfeffer
1 kleine Zucchini
1 Karotte
½ Gurke
1 EL Sonnenblumenkerne
1 EL Olivenöl
½ TL Schwarzkümmelsamen

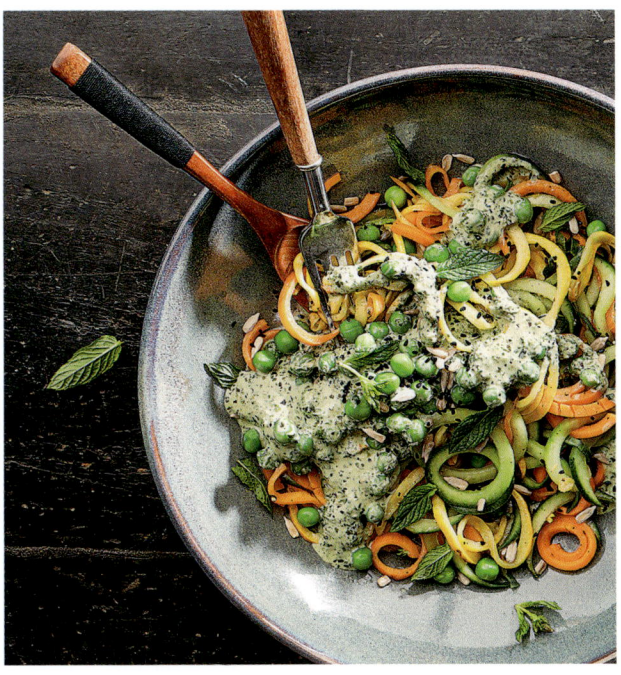

Mitgefühl – Leiden mindern

Freizeit

Jetzt habe Sie Freizeit. Sie können Rezepte heraussuchen, einfach nur lesen, sich Notizen machen oder sich etwas Gutes tun. Sie können sich zum Beispiel eine Gesichtsmaske machen oder die Fingernägel lackieren. Auch ein Fußbad ist möglich. Oder Sie probieren ein neues Make-Up aus. Vielleicht holen Sie sich eine Wärmflasche und machen sich einen Tee. Natürlich geht auch ein Mittagsschläfchen. Selbst ein Spaziergang ist okay, trotz der vielen Gehmeditationen.

Wichtig ist nur wieder, dass Sie sich nicht zu sehr ablenken und nicht aus dem Retreat-Modus herausrutschen. Die Betonung liegt jetzt darauf, es sich nett zu machen und sich etwas Gutes zu tun. Sie können auch einfach nur faulenzen und absichtlich »gar nichts« machen.

Samu – Achtsame Hausarbeit

Machen Sie in der nächsten halben Stunde etwas Nützliches im Haus, in der Wohnung oder im Garten. Seien Sie dabei so achtsam wie möglich. Machen Sie sauber: Saugen Sie, wischen Sie den Boden oder putzen Sie ein paar Fenster. Räumen Sie einen Schrank um oder entkalken Sie die Kaffeemaschine. Bei gutem Wetter geht auch Gartenarbeit. Sie können auch etwas entrümpeln oder alte Kleidungsstücke aussortieren. Oder Sie bereiten schon das nächste Essen vor.

Bleiben Sie so lange wie möglich in der Gegenwart und ganz bei der Sache. Während der Tätigkeit achten Sie auf Körperempfindungen, Gedanken, visuellen Input und Geräusche. Wenn Sie merken, dass Sie abschweifen, kehren Sie wieder zur Tätigkeit zurück. Die Tätigkeit ist jetzt das Meditationsobjekt.

Meditation

Es folgt noch eine abschließende Einheit Sitz- und Gehmeditation (Seite 116). Sie beginnen wie immer mit der Sitzmeditation.

Jetzt wollen wir wieder zusammenfassen. Sie haben heute den Bodyscan durch die Kombination mit der Atmung erweitert, im Yoga haben Sie u. a. Rückbeugen, Twists und die gleichmäßige Atmung kennengelernt. In der Atemmeditation lag die Aufmerksamkeit auf den verschiedenen Abschnitten und Pausen sowie auf dem Bemerken des Denkprozesses. Sie haben sich im Mitgefühl geübt. Sie haben im Koan gelesen, wie man »die Leere fasst«. Beim Essen kamen auch die Augen und der Geruchsinn auf ihre Kosten. Sie haben eine Einheit »achtsame Arbeit« eingelegt und zudem das Spektrum der Wahrnehmung generell erweitert und die Aufmerksamkeit zum Teil gesplittet. Vor allem die formalen Übungen haben Sie in den Alltag mitgenommen: Sie haben sich bemüht, nicht nur während der offiziellen Übung achtsam zu sein, sondern auch bei Alltagstätigkeiten.

 ## Entrümpeln

Die Außen- und Innenwelt hängen eng zusammen. Wenn Sie in Ihrer Wohnung oder Ihrem Heim für Ordnung im Außen sorgen, wirkt sich das positiv auf Ihr Innenleben aus. Gewöhnen Sie sich an, jeden Tag nur 10 Minuten wenigstens einen Bereich aufzuräumen und zu ordnen. Entrümpeln Sie achtsam alles, was Sie eigentlich nicht mehr brauchen. Schaffen Sie so ein friedliches und vereinfachtes Wohnumfeld. Dazu gehört vor allem auch der Schreibtisch. Ein verstopfter Schreibtisch lenkt ab und verlangsamt Sie nur. Investieren Sie auch hier wenigstens 10 achtsame Minuten und entscheiden Sie, was Sie wegwerfen können und was Sie aufheben wollen. Wenn Ihr Schreibtisch frei und aufgeräumt ist, kann Ihre mentale Energie wieder frei in alle möglichen Aufgaben fließen.

Yoga: Lang machen und entspannen

Jetzt ist Zeit für die nächste Yogaeinheit, die Sie aber auch nach der letzten Meditation vor dem Abendessen einplanen können. Nach einigen Mobilisationsübungen steht dabei vor allem das Öffnen und Strecken Ihrer Körperseiten im Fokus. Hinzu kommen sanfte Hüftöffner, um den Körper nach dem langen Sitzen zu entlasten. Sind Sie sehr erschöpft, können Sie stattdessen auch nur Happy Baby (Seite 114), Krokodil (Seite 96) und den unterstützten Schulterstand an der Wand (Seite 204) üben, bevor Sie 5–15 Minuten in der Endentspannung (Seite 54) ausruhen.

1 SCHULTERBRÜCKE: Stellen Sie in Rückenlage die Füße hüftweit und dicht am Po auf. Richten Sie die Fußkanten parallel und die Knie über den Fußgelenken aus und strecken Sie die Arme lang neben dem Körper aus. Schieben Sie die Füße aktiv in die Matte. Ziehen Sie einatmend das Schambein zum Nabel, um den unteren Rücken zu verlängern, und rol-

1 Schulterbrücke

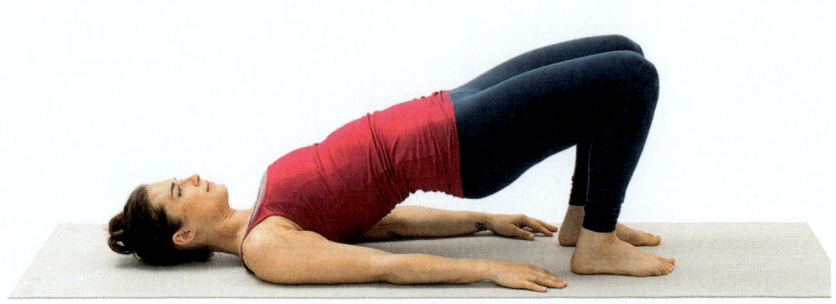

len Sie Wirbel für Wirbel das Becken auf. Ausatmend rollen Sie Wirbel für Wirbel wieder zurück zum Boden, einatmend wieder hoch. Üben Sie 5 Runden. Bei der letzten Runde halten Sie die Position für 5 Atemzüge, rollen langsam zurück und ziehen abschließend die Knie an den Brustkorb.
Wirkung: Mobilisiert die Wirbelsäule, öffnet den Schulterbereich und löst Spannungen. Bringt Energie, Erholung und mehr Beweglichkeit, vor allem für die Wirbelsäule.

2 KROKODIL MIT GESTRECKTEM BEIN: Stellen Sie in Rückenlage den linken Fuß auf. Greifen Sie mit der rechten Hand das linke Knie und ziehen Sie es über das rechte lang ausgestreckte Bein zur Seite. Strecken Sie den linken Arm lang diagonal oder auf Schulterhöhe zur Seite aus. Legen Sie eventuell eine Decke unter das linke Knie, falls es zu hoch oben in der Luft hängt, oder legen Sie den linken Arm auf dem linken Becken ab, falls die Öffnung für Ihre Schultern zu intensiv ist. 5–10 Atemzüge halten, dann Seite wechseln. Kommen Sie über die Seite zum Sitzen.
Wirkung: Löst Spannungen entlang der Wirbelsäule, dehnt die Flanken und schenkt Energie.

2 Krokodil mit gestrecktem Bein

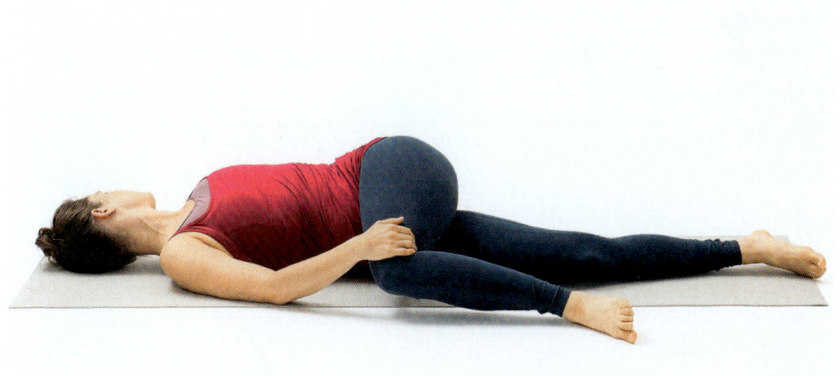

3 **FERSENSITZ MIT ADLERARMEN:** Setzen Sie sich mit Ihrem Po auf die Fersen. Alternativ wählen Sie einen Sitz mit gekreuzten Beinen. Strecken Sie den rechten Arm lang nach vorn aus und schwingen Sie den linken Arm von unten darunter. Dabei kreuzen Sie die Ellbogen, verschränken die Unterarme und legen die Handflächen aneinander. Klappt das nicht, verhaken Sie stattdessen die Daumen ineinander. Heben Sie die Ellbogen auf Höhe der Schultern und weg vom Brustbein, entspannen Sie dabei die Schultern. 5 Atemzüge halten, dann Seite wechseln. Lösen Sie den Griff und kommen Sie in den Vierfüßlerstand.
Wirkung: Löst Spannungen im Schulter- und Nackenbereich, erdet und zentriert.

4 **HERABSCHAUENDER HUND MIT HÜFTÖFFNER:** Heben Sie aus dem Vierfüßlerstand die Knie an und schieben Sie den Po nach oben. Halten Sie den Kopf auf Höhe der Ohren und strecken Sie die Wirbelsäule über Scheitel und Kreuzbein in die Länge. Strecken Sie Ihr rechtes Bein lang nach oben und hinten aus. Beugen Sie ausatmend das rechte Knie, die Ferse sinkt zum Po. Drehen Sie die Hüfte zur rechten Seite auf und schieben Sie Ihr rechtes Knie hoch zur Decke. Halten Sie beide Schultern auf einer Linie und ziehen Sie die Innenseite der Unterarme mittig zueinander. Versuchen Sie, nicht im linken Knie oder dem linken Fuß auszudrehen. 5 Atemzüge halten, dann Seite wechseln.
Tipp: Sie können auch im Vierfüßler das Knie anwinkeln und es zur Seite öffnen.
Wirkung: Stärkt Arme, Schultern und Handgelenke, öffnet die Flanken und die Hüften.

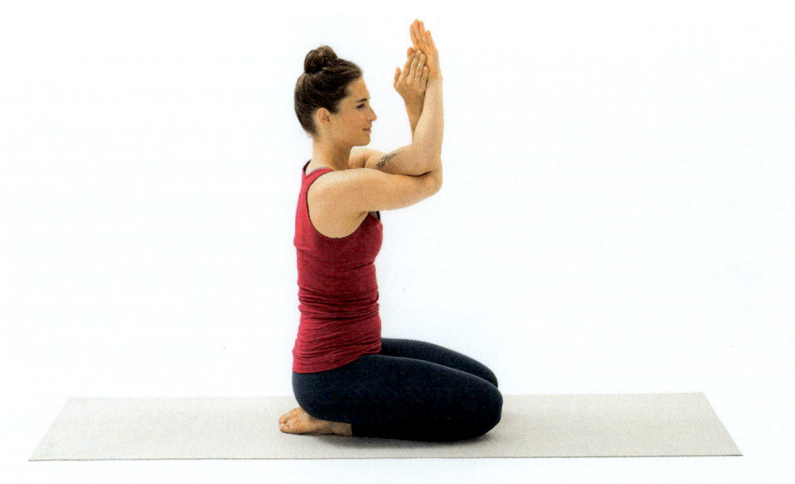

3 Fersensitz mit Adlerarmen

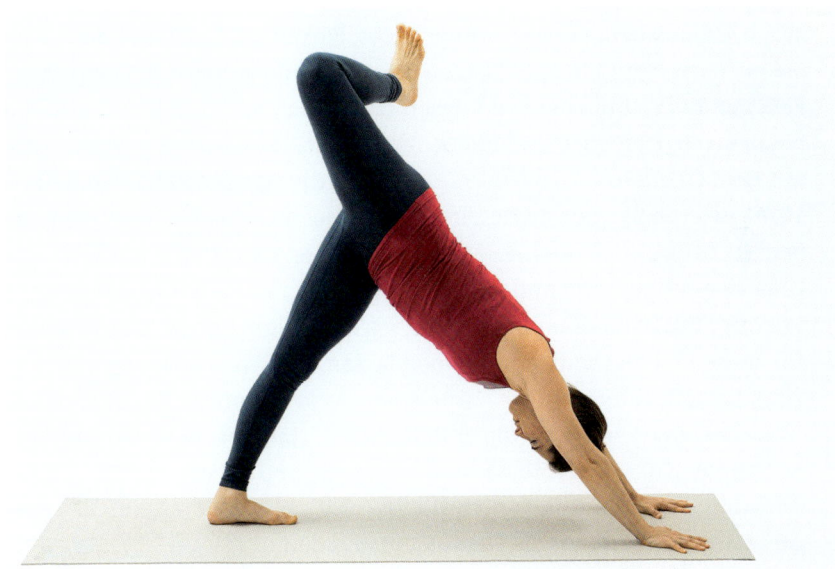

4 Herabschauender Hund mit Hüftöffner

Mitgefühl – Leiden mindern

5 KUHGESICHT: Ziehen Sie im Vierfüßlerstand das rechte Knie mittig etwas vor und schieben Sie den rechten Unterschenkel in Richtung linken Mattenrand. Setzen Sie das linke Knie direkt dahinter auf. Den linken Fuß und das linke Bein schieben Sie nach rechts, sodass Sie beide Knie übereinanderstapeln. Schieben Sie Ihren Po nach hinten und setzen Sie ihn zwischen den Fersen am Boden ab. Strecken Sie den linken Arm nach oben, beugen Sie den Ellbogen und legen Sie die Handfläche zwischen die Schulterblätter. Strecken Sie den rechten Arm zur Seite aus und greifen Sie von unten die linken Finger oder das T-Shirt. Klappt das nicht, umfassen Sie mit der rechten Hand den linken Ellbogen von außen. 5 Atemzüge halten, dann Seite wechseln.
Tipp: Legen Sie eine Decke unter den Po oder strecken Sie das untere Bein lang nach vorn aus.
Wirkung: Erdet und entspannt, löst Verspannungen und dehnt den Schulter- und Hüftbereich.

6 SITZENDE VORBEUGE: Strecken Sie Ihre Beine lang nach vorn aus, eventuell beugen Sie die Knie leicht. Flexen Sie die Füße und ziehen Sie die Fersen zum Körper. Setzen Sie die Hände neben den Oberschenkeln auf und richten Sie den Rücken gerade auf. Strecken Sie einatmend beide Arme nach oben aus und beugen Sie sich ausatmend aus der Hüfte mit dem Oberkörper nach vorn. Setzen Sie die Hände neben den Beinen ab. Aktivieren Sie die Vorderseiten der Beine und schieben Sie das Brustbein Richtung Schienbeine. Wenn Sie sehr flexibel sind, können Sie die Füße mit den Händen umfassen.
Wichtig: Bei Problemen im unteren Rücken halten Sie die Knie gebeugt. Bei akuten Bandscheibenproblemen lassen Sie bitte die Übung aus.
Tipp: Setzen Sie sich auf die Kante einer Decke, wenn Sie im unteren Rücken rund werden oder wenn es Ihnen schwerfällt, die Beine zu strecken. Auf keinen Fall sollten Sie hinter die Sitzknochen rutschen.
Wirkung: Sorgt für Ruhe und Erholung. Die gesamte Rückseite des Körpers wird gedehnt und die Nerven entspannen.

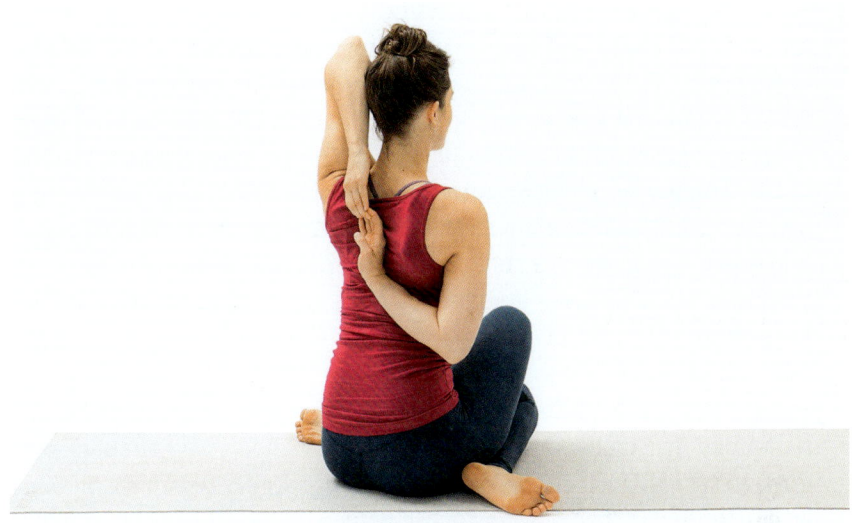

5 *Kuhgesicht*

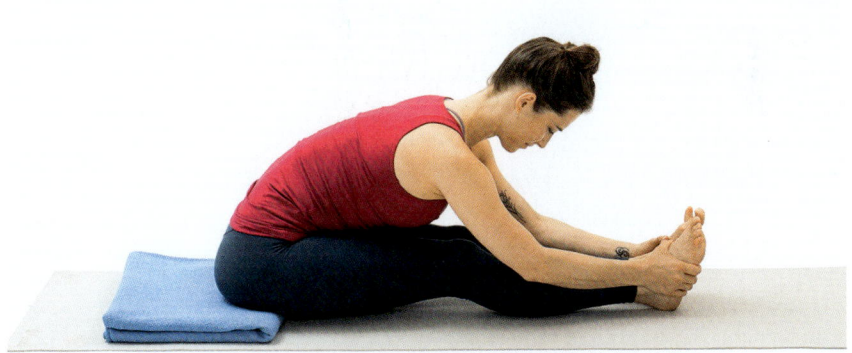

6 *Sitzende Vorbeuge*

7 **TISCH:** Kommen Sie in einen aufrechten Sitz und setzen Sie die Hände hinter dem Po auf, Ihre Finger zeigen zum Körper. Stellen Sie die Füße auf Höhe der Knie hüftweit auf, die Fußkanten parallel zueinander. Ziehen Sie Ihr Schambein zum Nabel. Heben Sie einatmend das Becken auf Höhe der Knie und Schultern. Halten Sie den Kopf in Verlängerung der Wirbelsäule. Schieben Sie die Füße aktiv in den Boden. 5 Atemzüge halten. Senken Sie ausatmend langsam das Becken ab. Greifen Sie in die Kniekehlen und rollen Sie sich zurück auf den Rücken. Strecken Sie die Beine lang aus.
Wirkung: Kräftigt Arme und Beine, öffnet die gesamte Vorderseite des Körpers und aktiviert.

8 **HAPPY BABY:** Winkeln Sie in Rückenlage die Knie an und ziehen Sie sie an den Brustkorb. Umfassen Sie mit den Händen die Fußaußenkanten und schieben Sie die Fußsohlen zur Decke. Dabei ziehen Sie die Knie an den Rippen vorbei Richtung Achselhöhlen. Entspannen Sie Ihre Schultern und lassen Sie das Kreuzbein in den Boden sinken. Entspannen Sie Ihren Nacken.
Tipp: Sie können auch mit den Unterarmen die Kniekehlen umfassen oder die Füße von innen greifen.
Wirkung: Bringt sanfte Dehnung und Entlastung für den Rücken sowie die Hüften und ist ein absoluter Stresskiller.

9 **ENDENTSPANNUNG:** Strecken Sie abschließend die Beine lang aus für die Endentspannung (Seite 54).

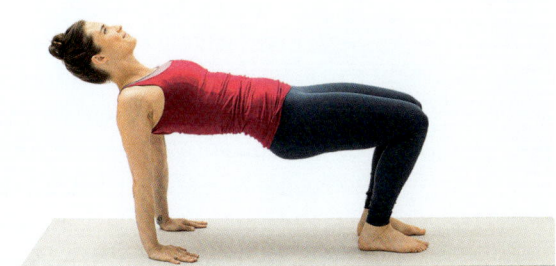

7 Tisch

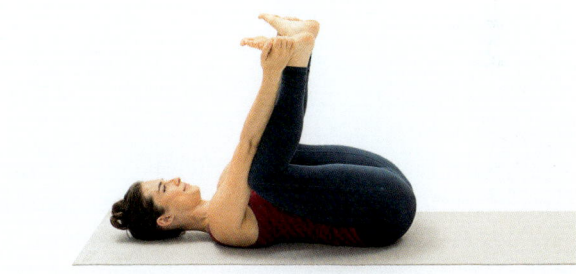

8 Happy Baby

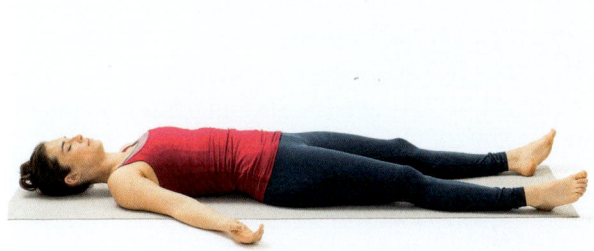

9 Endentspannung

Mitgefühl – Leiden mindern

Sitzmeditation

- Stellen Sie sich Ihren Timer auf 15, 30 oder 45 Minuten.
- Setzen Sie sich hin und machen Sie es sich bequem.
- Lassen Sie jetzt einfach auftauchen, was will. Die Grundübung ist das Verweilen auf der Atmung. Wenn Sie eine Gedankenbeobachtung machen möchten (zum Beispiel die Imagination mit den Körben), tun Sie das. Oder lassen Sie das Koan auf sich wirken. Entscheiden Sie!
- Wenn der Timer klingelt, beenden Sie die Sitzung.
- Gestalten Sie den Übergang vom Sitzen zum Stehen und Gehen wieder möglichst fließend. Halten Sie die Aufmerksamkeit und stehen Sie langsam auf.

Gehmeditation

Auch hier können Sie variieren. Heute haben Sie in das Gehen alle Sinnessysteme plus Gedanken und Gefühl im Wechsel mit hineingenommen. Diese neuen Erfahrungen können Sie jetzt einfließen lassen.

- Stellen Sie Ihren Timer auf 15 Minuten.
- Fangen Sie an, langsam zu gehen. Variieren Sie gern das Tempo, werden Sie aber nicht zu schnell.
- Wenn Sie die Richtung wechseln, bleiben Sie kurz stehen, machen einen schnellen Bodyscan (Schnelldurchlauf) und halten inne.
- Dann gehen Sie wieder langsam los.
- Probieren Sie einfach aus: Achten Sie abwechselnd auf die Sinneseindrücke (sehen, hören), die Bewegungsabläufe, aber auch auf Gedanken und Gefühle während des Gehens. Folgen Sie Ihren Interessen und experimentieren Sie.
- Wenn der Timer klingelt, beenden Sie die Meditation.

Abendessen

Zeit fürs Abendessen. Es gelten dieselben Prinzipien wie schon beim Frühstück und beim Mittagessen. Diesmal wollen wir den Geruch in den Vordergrund stellen. Bevor Sie mit dem Essen beginnen, riechen Sie intensiver als sonst daran. Heben Sie ruhig den Teller oder die Schale hoch und führen Sie sie zur Nase. Atmen Sie den Essensgeruch tief ein. Versuchen Sie, verschiedene Geruchskomponenten wahrzunehmen.

Stellen Sie den Teller wieder ab und essen Sie langsam und achtsam. Versuchen Sie dabei, oft zum Geruch zurückzukehren. Ist er noch im Raum? Riechen Sie an den einzelnen Bissen, bevor Sie das Essen zum Mund führen. Versuchen Sie, die Koppelung zwischen Geruch und Geschmack bewusster wahrzunehmen, sofern Sie einen Zusammenhang bemerken. Und das Trinken nicht vergessen! Guten Appetit!

Reflexion und Tagebuch

Nun haben Sie es geschafft! Der Übungsteil ist bewältigt. Klopfen Sie sich auf die Schulter! Wir empfehlen Ihnen, sich wieder ein paar Notizen zu machen. Schreiben Sie auf, was Sie an diesem Tag gelernt haben. Werden Sie sich darüber klar, welche Techniken Ihnen leichtgefallen sind und welche nicht. Wo hatten Sie bei der Ausführung Schwierigkeiten? Was hat besonders gut geklappt? Wie schnell waren Sie abgelenkt? Konnten Sie immer schnell zum Atem oder zum Meditationsobjekt zurückkehren, wenn Sie abgelenkt waren? Konnten Sie etwas mit dem heutigen Koan anfangen? Wie war das langsame, achtsame Essen für Sie? Wie war das Yoga? Was hat funktioniert, was nicht? Was wollen Sie beim nächsten Achtsamkeitstag besser oder anders machen? Notieren Sie sich alles, was Sie mögen. Hauptsache, es führt noch einmal zu einer Reflexion und Vertiefung des Tages und zu mehr Einsicht.

Gelbe Zucchini-Karotten-Suppe

1 Person
25 Min.
....

1 kleine gelbe Zucchini
1 Karotte
25 g Lauch
1 Stück Ingwer (0,5 cm)
1 TL Kokosöl
250 ml Gemüsebrühe
1 EL Cashewmus
Salz
Pfeffer
Kreuzkümmel
Kurkuma
Cayennepfeffer
50 g Ananasfruchtfleisch
1 TL Sesamsamen

Gemüse putzen, waschen und in Stücke schneiden. Ingwer schälen und klein schneiden. —— Gemüse in etwas Kokosöl andünsten und Gemüsebrühe angießen. Gemüse ca. 10 Min. weich garen. Ist das Gemüse weich, Cashewmus zugeben und pürieren. Suppe mit den Gewürzen abschmecken. —— Rest Öl erhitzen. Ananas und Sesam darin anbraten und leicht karamellisieren lassen. Beides in die Suppe geben und servieren.

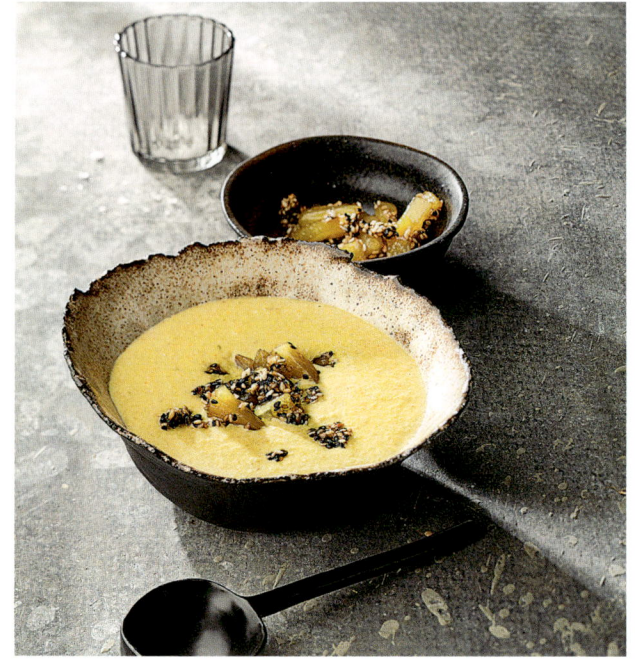

Blumenkohl-Couscous mit Linsen-Bratlingen

1 Person
30 Min.
....

50 g rote Linsen
¼ Blumenkohl
25 g Radicchio
einige Minzeblätter
1 Stück Ingwer (0,5 cm)
2 EL Olivenöl
Saft und Schale ¼ Bio-Zitrone
½ TL Honig
Salz
Pfeffer
65 g Magerquark
1 EL Linsenmehl
1 EL Haferflocken
1 TL Petersilie (gehackt)
½ TL Kräuter der Provence (getrocknet)
1 Prise Cayennepfeffer

Linsen ca. 15 Min. in der doppelten Menge Wasser weich garen, abgießen und abkühlen lassen. —— Blumenkohl putzen und waschen. Auf einer groben Reibe bis zum Strunk raspeln. Radicchio und Minze waschen, trocken schütteln und fein hacken. Ingwer schälen und fein hacken. —— 1 EL Öl mit Zitronensaft, -schale und Honig verrühren. Ingwer unterheben. Mit Salz und Pfeffer würzen. Blumenkohlraspel mit Radicchio, Minze und Dressing vermischen. Mit Salz und Pfeffer abschmecken. —— Für die Bratlinge Linsen mit Quark, Linsenmehl und Haferflocken vermischen. Die Masse mit Salz, Pfeffer, Kräutern und Cayennepfeffer würzen. —— 1 EL Öl in einer Pfanne erhitzen, 4 Bratlinge portionsweise mit einem großen Esslöffel hineingeben und ca. 5 Min. anbraten. Mit dem Salat servieren.

DAS PASST DAZU: Quarkdip. Verrühren Sie dafür 2–3 EL Quark mit 1 EL Naturjoghurt. Würzen Sie mit Salz, Pfeffer und allem, was Sie an frischen Kräutern da haben: Schnittlauch, Petersilie …

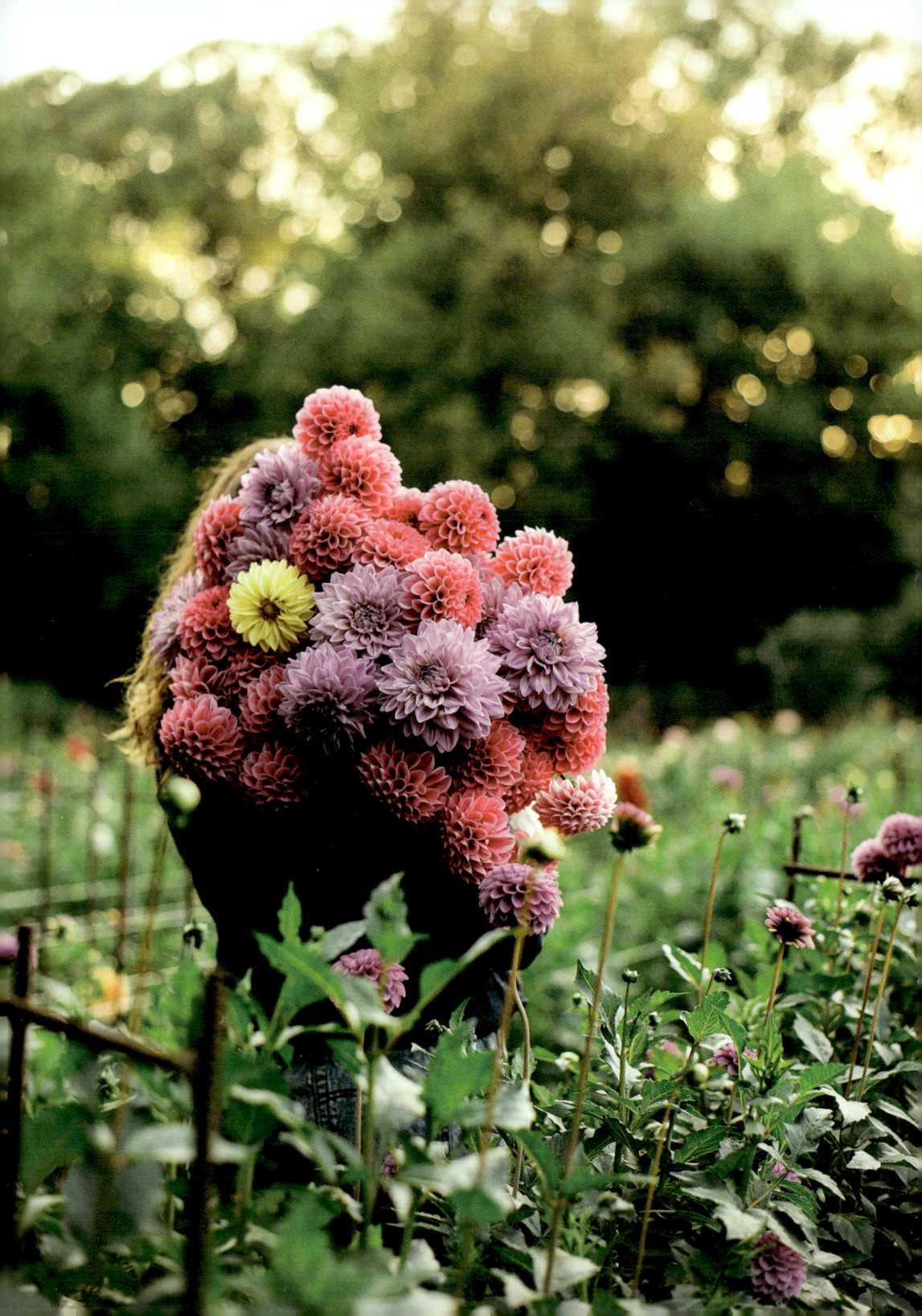

Drittes Tagesprogramm:

Freude

Freude – für mich und die Welt

Heute dürfen Sie sich aus tiefstem Herzen freuen, für sich selbst, aber vor allem auch für andere. Überlegen Sie, worüber Sie sich freuen, und nehmen Sie diese Freude bewusst im Körper und im Geist wahr. Denken Sie daran, wie Sie sich für jemand anderen gefreut haben – und lächeln Sie! Nehmen Sie das Lächeln mit in Ihren Tag.

Um in den Zustand der Freude zu kommen, müssen Sie in der Erinnerung kramen, wofür Sie dankbar sind und was Ihnen Freude macht. Sie benötigen Beispiele. Denken Sie an Ihre Hobbys oder ein Geschenk, das Sie letztens bekommen haben. Überlegen Sie, worüber Sie sich freuen, und spüren Sie dann das Gefühl der Freude ganz bewusst. Erinnern Sie sich dann auch daran, wie es war, als Sie sich für jemand anderen gefreut haben, zum Beispiel für einen Freund oder jemanden aus der Familie. Freuen Sie sich mit und für diesen Menschen!

Ausrichtung auf das Tagesmotto

Das heutige Tagesmotto lautet: Mitfreude, auf Pali und Sanskrit »Mudita« genannt. Gemeint ist damit, dass man sich mit jemand anderem, dem etwas Schönes widerfahren ist, aus tiefstem Herzen mitfreut. Man darf sich natürlich auch für sich selbst freuen, überwiegend soll es aber um »selbstlose« Freude gehen.

Die Wünsche dazu lauten:

- Möge ich mich der Freude in mir öffnen und möge ich glücklich sein!
- Einatmend öffne ich mich der Freude. Ausatmend lächele ich.
- Möge ich mich der Freude von anderen öffnen und glücklich sein!
- Mögen wir offen sein für gegenseitige Freude und glücklich sein!

In der Metapher von der Mutter und ihrem Kind erfreut sich die Mutter, wenn es ihrem Kind gut geht und es erste Erfolge im Leben hat, zum Beispiel beim Laufenlernen oder beim Fahrradfahren, Schwimmen usw. Man freut sich für jemand anderen.

Lassen Sie dieses Thema der »Freude« in den Tag einfließen. Die selbstlose Freude ist ein Gegenmittel gegen das ständige Vergleichen mit anderen. Neid und Eifersucht entstehen, wenn wir anderen ihr Glück nicht gönnen, wenn wir denken, dass wir nicht genug bekommen oder andere mehr haben. Nicht gemeint ist übertriebene, gekünstelte oder geheuchelte Freude und Überdrehtheit.

Denken Sie einen Moment an Ihre Freunde und Ihre Familie. Machen Sie sich bewusst, wo diese Menschen es gut haben, in welchen Bereichen sie glücklich sind und wünschen Sie ihnen dieses Glück von ganzem Herzen. Im Laufe des Tages versuchen Sie dann auch daran zu denken, wofür Sie selbst im Leben dankbar sein dürfen. Überlegen Sie, in welchen Bereichen Ihr Leben aktuell gut läuft bzw. gut gelaufen ist, und freuen Sie sich darüber. Der nahe Feind ist Heuchelei, der ferne Feind Neid.

Wachwerden und Aufstehen

Bevor Sie aufstehen, lenken Sie Ihre Achtsamkeit auf Ihren Körper. Dazu starten Sie auch heute mit einem Bodyscan, den Sie mit liebender Güte kombinieren. Sie benutzen dazu die Technik des Lächelns und üben, indem Sie Kontakt zu der jeweiligen Körperregion aufnehmen und ihr dann liebevoll zulächeln. Das ist wörtlich gemeint. Sie senden der jeweiligen Körperregion all Ihre Liebe und Ihr Wohlwollen. Zusätzlich tun Sie so, als ob Sie genau an die jeweilige Stelle lächeln würden.

Während Sie bei den bisherigen Bodyscans wahrscheinlich eher an der Oberfläche waren und nicht so sehr in die Tiefe gegangen sind, erweitern Sie jetzt das Wahrnehmungsspektrum auch auf die wichtigsten Organe. Denken Sie daran, möglichst während der ganzen Übung ein Gefühl der Zuneigung und Fürsorge an die jeweilige Stelle zu schicken.

Das heutige Tagesmotto ist »Freude«. Erfreuen Sie sich ruhig auch daran, was Ihnen die jeweiligen Organe ermöglichen. Mit den Augen können Sie zum Beispiel eine schöne Landschaft betrachten oder eine liebe Person anschauen. Mit Ihren Händen können Sie Bilder malen, schreiben, jemanden begrüßen usw. Ihre Bauchorgane nehmen Energie aus der Nahrung auf. Ihre Knochen tragen Sie, Ihre Muskeln bewirken Ihre Bewegung, zum Beispiel beim Yoga. Erfreuen Sie sich an allem Hilfreichen und Guten, das Ihnen Ihr Körper ermöglicht.

Bodyscan

- Nehmen Sie Ihren gesamten Körper wahr, von den Zehen bis zu den Haarspitzen. Atmen Sie bewusst ein und werden Sie sich des Körpers in seiner Gesamtheit bewusst. Dann atmen Sie bewusst aus und lächeln Ihrem ganzen Körper zu.
- Es geht weiter nach demselben Muster, also bewusst einatmen und Kontakt aufnehmen, sich der jeweiligen Körperregion bewusst werden, sie spüren und ihr dann bei der Ausatmung zulächeln und in der Vorstellung Zuneigung schicken.
- Beginnen Sie mit den Haaren: Atmen Sie bewusst ein, werden Sie sich Ihrer Haare bewusst, atmen Sie aus und lächeln Sie Ihren Haaren zu.
- Atmen Sie ein, werden Sie sich der Augen bewusst. Atmen Sie aus und lächeln Sie Ihren Augen zu.
- Dann gehen Sie bei der Einatmung mit der Aufmerksamkeit zu den Ohren und lächeln ihnen bei der Ausatmung zu.
- Es folgen die Zähne, die Schultern, die Hände, die Lungen, das Herz, die Leber, die Knochen, die Muskeln.
- Dann dürfen Sie sich noch eine Region Ihrer Wahl aussuchen.
- Atmen Sie am Ende bewusst ein, nehmen Sie dabei nochmal Ihren ganzen Körper wahr. Atmen Sie dann aus, wobei Sie dem ganzen Körper zulächeln und ihm alles Liebe und Gute wünschen.

Nach dem Bodyscan stehen Sie langsam auf und gehen ins Bad. Erinnern Sie sich an die Gehmeditation. Gehen Sie den Weg ins Bad ruhig etwas langsamer und bewusster und nicht im »Autopilot«.

Eine extra Portion Zuneigung

Wenn es eine Stelle im Körper gibt, der es gerade nicht so gut geht, schenken Sie ihr eine besondere Portion Zuneigung und schicken Sie in der Vorstellung Energie aus den gesunden und kräftigen Regionen des Körpers als Unterstützung an diese etwas bedürftigere Stelle.

Morgentoilette

Machen Sie im Bad alles etwas langsamer als sonst. Versuchen Sie, so viel wie möglich mit den Sinnen wahrzunehmen: Spüren Sie die Temperatur und den Fluss des Wassers auf der Haut, die Textur des Handtuchs und des Waschlappens, den Geschmack der Zahnpasta, den Geruch etwaiger Kosmetika usw.

Versuchen Sie, bei einer Sache zu bleiben und sich nicht in Gedanken zu verlieren. Sind Sie gedanklich schon beim Frühstück und den Übungen? Dann nehmen Sie das zur Kenntnis und kehren wieder ins Hier und Jetzt zurück. Blicken Sie sich zum Schluss bewusst im Spiegel an und lächeln Sie sich zu.

Ziehen Sie sich bewusst und langsam an. Achten Sie darauf, dass die Kleidung bequem ist. Auf geht's zum Frühstück.

Frühstück

Seien Sie besonders achtsam und bewusst bei der Zubereitung Ihres Frühstücks. Machen Sie alles in Zeitlupe. Bevor Sie beginnen, fragen Sie sich, wie stark Ihr Hungergefühl im Moment ist. Richten Sie den Fokus der Aufmerksamkeit auf den Mund. Bewegen Sie die Zunge ein wenig hin und her und spüren Sie in sich hinein. Haben Sie Appetit auf etwas Salziges oder etwas Süßes? Haben Sie Durst? Trinken Sie etwas, aber behalten Sie das Getränk vor dem Schlucken einen Moment im Mund. Schmecken Sie das Getränk.

Essen Sie nun langsam und bewusst. Schmecken und kauen Sie langsam 15- bis 20-mal – oder einfach länger als sonst. Machen Sie zwischendurch Pausen und legen Sie das Besteck immer wieder mal hin. Achten Sie auf die Konsistenz des Essens: Mögen Sie jetzt gerade lieber Cremiges oder Knuspriges? Sollen die Bissen groß oder klein sein? Spüren Sie dann wieder nach, wie sich der Körper insgesamt anfühlt.

 ## Kaffee oder Tee bewusst zubereiten

Es ist egal, ob Sie eine Barista-Maschine haben oder eine mit Kapseln oder einfach nur eine Kanne für Filterkaffee. Und es ist auch egal, ob Sie spezielle Filter für Tee benutzen oder ob Sie einfach nur Teebeutel nehmen. Wenn Sie sich einen Tee oder Kaffee machen, seien Sie von Anfang an und während der ganzen Zubereitung ganz mit der Aufmerksamkeit dabei. Das fängt schon damit an, wenn Sie die Zutaten aus dem Schrank holen. Machen Sie jeden Handgriff bewusst und langsam. Lassen Sie keine einzige Bewegung achtlos geschehen. Folgen Sie jedem einzelnen Schritt bei der Zubereitung mit allen Sinnen, auch dem Geruch. Wenn Ihre Gedanken abschweifen, achten Sie wieder mehr auf Ihre Atmung. Seien Sie bei jeder Bewegung ganz dabei, wenn Sie den Kaffee oder Tee in die Tasse gießen, wenn Sie das Geschirr bewegen usw. Riechen Sie am Kaffee oder Tee, bevor Sie ihn bewusst schmecken.

Skyr mit Beeren und Haferflocken

1 Person
10 Min.
....

75 g Skyr
75 g stichfester Joghurt
1 Prise Vanillepulver
1 Dattel (getrocknet)
50 g Erdbeeren
1 EL Heidelbeeren
3 EL kernige Haferflocken
1 TL Chiasamen

Skyr mit Joghurt und Vanille glattrühren. —— Dattel klein schneiden. Beeren putzen, waschen und Erdbeeren klein schneiden. —— Obst, Flocken und Samen auf dem Skyr servieren.

VARIANTE: Statt Skyr können Sie Quark oder, wenn Sie es gern cremiger mögen, auch Pflanzenmilch mit dem Joghurt verrühren.

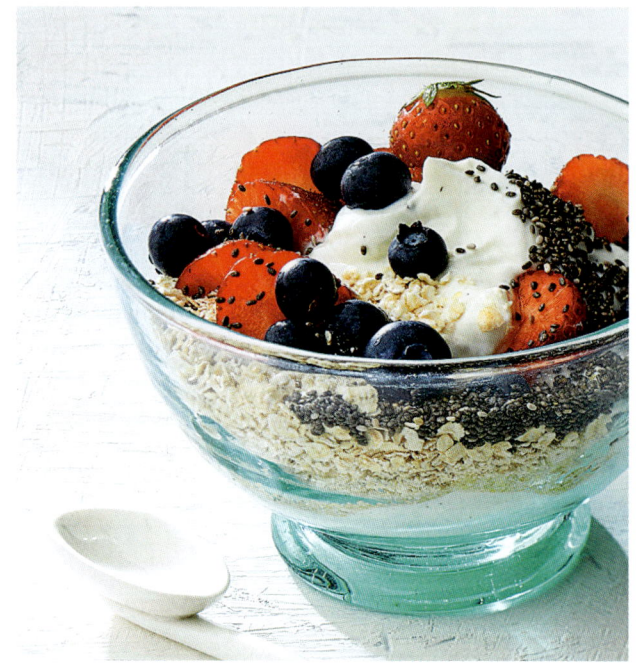

Pfannkuchen mit Erdbeeren

Milch oder Pflanzenmilch und Ei miteinander verrühren. Mehl, Honig und Vanille unterrühren, sodass ein zähflüssiger Teig entsteht. —— Öl in einer beschichteten Pfanne erhitzen, je 1 EL Teig in die Pfanne geben und 2 bis 3 Pfannkuchen goldbraun backen. —— Nebenher Erdbeeren waschen und klein schneiden. —— Pfannkuchen mit dem Obst und etwas Agavendicksaft servieren.

VARIANTEN: Statt der Beeren passen auch Apfel- und Birnenscheiben dazu. Skyr können Sie auch durch Pflanzenmilch ersetzen.

1 Person
20 Min.
....

50 g Milch oder Pflanzenmilch
1 Ei
15 g Dinkelvollkornmehl
½ EL Honig
1 Prise Vanillepulver
½ EL Rapsöl
100 g Erdbeeren
1 TL Agavendicksaft

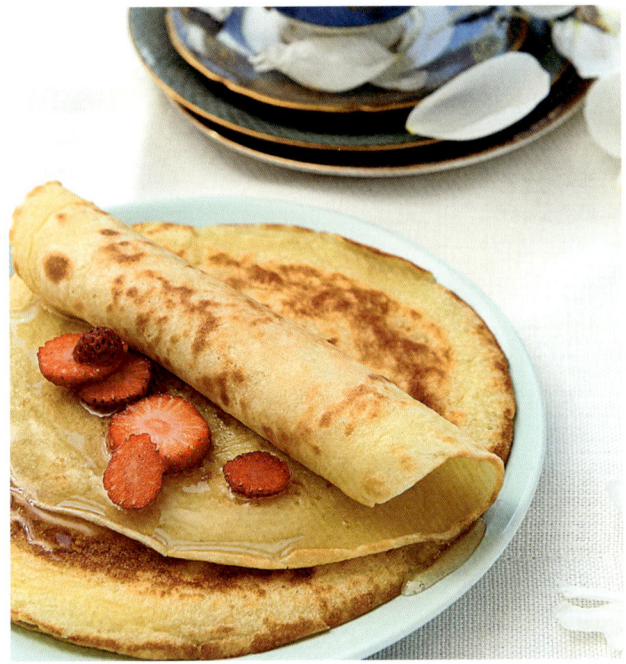

Freude – für mich und die Welt

Meditation

Wie immer machen Sie auch heute die Sitz- und die Gehmeditation nacheinander.

Sitzmeditation

Bei der Sitzmeditation heute Morgen achten Sie auf die Pausen zwischen den Atemzügen.

- Nehmen Sie in Ihrer Meditationsecke Platz und stellen den Timer auf die gewünschte Zeit: 15, 30 oder 45 Minuten.
- Sitzen Sie bequem und aufrecht und konzentrieren Sie sich auf Ihre Atmung. Da Sie schon einige Techniken kennen, können Sie jetzt zum Beispiel den Atemzug in seiner gesamten Länge verfolgen und so lange auf ihm ruhen, wie es Ihnen möglich ist, ohne abzuschweifen. Oder Sie achten verstärkt auf die reinen Atemempfindungen, zum Beispiel Wärme, Kälte, ein Luftzug oder die Bewegung der Bauchdecke mit der Atmung.
- Als Variante können Sie heute Pausen zwischen den Atemzügen hinzufügen. Achten Sie genau darauf, wann die Einatmung aufhört, und fokussieren Sie sich auf den Übergang zur Ausatmung. Nehmen Sie die Pause wahr zwischen Ein- und Ausatmung.
- Dann versuchen Sie, genau mitzubekommen, wann die Ausatmung aufhört. Jetzt nehmen Sie die Pause wahr, bis die Atmung wieder in die Einatmung »umschaltet«. Sie bemerken also zwei Pausen.
- Versuchen Sie noch herauszubekommen, ob sie gleich lang oder verschieden lang sind.
- Lassen Sie die Übung ausklingen, indem Sie wieder auf den Atemzug im ganzen Verlauf achten.

Gehmeditation

Fangen Sie zunächst an mit der Übung, wie Sie sie kennen. Im zweiten Schritt nehmen Sie dann die Atmung hinzu und kombinieren sie mit Schritten und Sätzen zum Tagesmotto. Dabei atmen Sie beim Setzen des linken Fußes ein und beim Setzen des rechten Fußes aus.

—— Stellen Sie Ihren Timer auf 15 Minuten und begeben Sie sich zu Ihrer Gehstrecke.
—— Versuchen Sie, visuelle Ablenkung zu vermeiden und so weit wie möglich bei den Empfindungen in den Füßen zu sein.
—— Beginnen Sie wie gewohnt: Gehen Sie in Zeitlupe und bewusst übertrieben langsam.
—— Achten Sie auf die Körperempfindung beim Aufsetzen der Hacke, beim Abrollen mit dem Ballen und beim Übergang zu den Zehen. Was spüren Sie? Druckgefühle, Wärme, Schwere, Leichtigkeit usw.
—— Dann beginnt der andere Fuß.
—— Gerne können Sie das Tempo variieren. Experimentieren Sie.
—— Bewegen Sie dann den linken Fuß bei der Einatmung und den rechten bei der Ausatmung und begleiten Sie das innerlich mit Sätzen, die zum Tagesmotto passen. Ungefähr so: Einatmen und Heben des linken Fußes: »Einatmend öffne ich mich der Freude.« Ausatmen und Absetzen des rechten Fußes: »Ausatmend lächele ich.« Ziehen Sie die Mundwinkel leicht hoch und lächeln Sie.
—— Wenn Ihnen die Sätze zu lang sind, sagen Sie sich innerlich einfach beim Einatmen und Aufsetzen des linken Fußes: »Freude« und beim Ausatmen und Aufsetzen des rechten Fußes: »Lächeln.« Also: Freude – Lächeln – Freude – Lächeln usw.

Yoga: Die Mitte stärken

Im Yoga suchen wir Balance, den Ausgleich von Gegensätzen. Um Extremen gegensteuern zu können, brauchen Sie eine stabile Basis und Mitte – auch auf körperlicher Ebene. Daher dreht sich heute alles um Core-Stabilität.

1 SONNENGRUSS: Starten Sie mit 1–3 Runden des Sonnengrußes (Seite 47) und kommen Sie danach zurück in den Vierfüßlerstand.

2 SEITSTÜTZ: Strecken Sie Ihr rechtes Bein lang nach hinten aus und stellen Sie den Fuß quer zur kurzen Mattenkante auf. Legen Sie die rechte Hand an die Taille und drehen Sie den Oberkörper zur Seite auf, während Sie den rechten Arm nach oben strecken. Machen Sie dann direkt weiter mit Übung 3.
Wichtig: Schieben Sie sich aus der Taille nach oben und strecken Sie den Kopf in Verlängerung der Wirbelsäule lang.
Tipp: Versuchen Sie, beide Beine lang übereinanderzustapeln und sich aus der Mitte anzuheben.
Wirkung: Sorgt für Kraft und Power – vor allem in der Körpermitte und im Schulterbereich.

3 TIGER-VARIANTE: Aus dem Seitstütz drehen Sie sich zurück zur Mitte und setzen beide Hände auf. Strecken Sie Ihr linkes Bein lang nach hinten und den rechten Arm nach vorn aus. Dabei saugen Sie beide Arme zurück in die Schultergelenke. Ziehen Sie Ihr Schambein zum Bauchnabel, um die Mitte zu stabilisieren, und halten Sie den Kopf in Verlängerung der Wirbelsäule. 5 Atemzüge halten. Setzen Sie Knie und Hand wieder ab und machen Sie die Übungen 2 und 3 mit links.
Tipp: Heben und senken Sie den ausgestreckten Arm und das Bein mit kleinen kurzen Bewegungen auf und ab – das stärkt die Rumpfmuskulatur.
Wirkung: Kräftigt die tiefliegende Muskulatur und schult die Konzentration.

1 *Sonnengruß (Seite 47)*

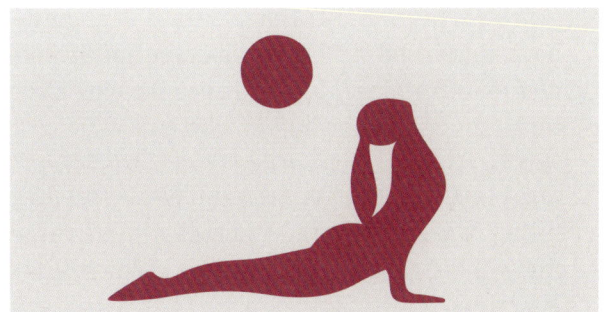

2 *Seitstütz*

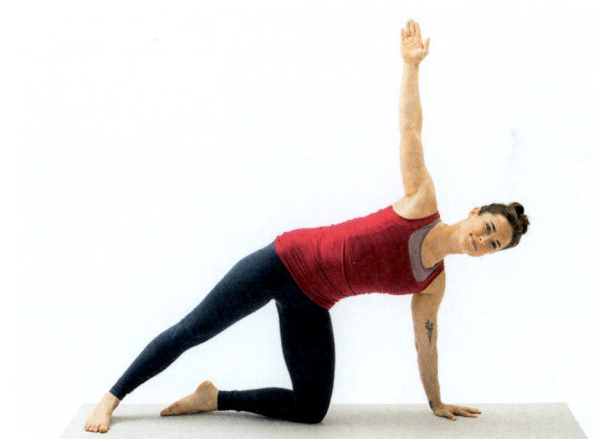

3 *Tiger-Variante*

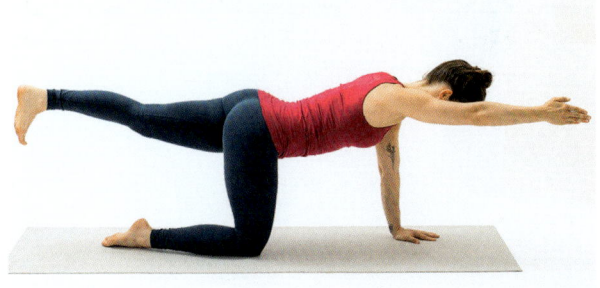

Freude – für mich und die Welt

4 HOHE PLANKE: Treten Sie aus dem Vierfüßler mit beiden Füßen nach hinten und stellen Sie die Zehen auf. Richten Sie die Schultern über den Handgelenken aus und bauen Sie eine Längsspannung vom Scheitel bis zu den Fersen auf. Aktivieren Sie die gesamte Körpermitte: Ziehen Sie das Kreuzbein zu den Fersen, das Schambein zum Nabel und die unteren Rippen zur Wirbelsäule. Weiten Sie Ihre Schulterblätter zu den Seiten. 5 Atemzüge halten. Kommen Sie ausatmend zurück in den Vierfüßlerstand oder machen Sie eine kleine Pause in der Haltung des Kindes (Seite 54).
Tipp: Setzen Sie die Knie am Boden ab, wenn Sie in den Schultern und mit dem Becken einsinken.
Wirkung: Kräftigt die gesamte Rückenmuskulatur, stärkt das Durchhaltevermögen und gibt Kraft.

5 DREIBEINIGER-HUND-FLOW: Schieben Sie den Po zu den Fersen, heben Sie die Knie an und richten Sie sich in den herabschauenden Hund auf. Strecken Sie einatmend das rechte Bein lang nach hinten auf Hüfthöhe aus. **(5a)** Ziehen Sie ausatmend das rechte Knie zur Nasenspitze und schieben Sie dabei die Schultern bis über die Handgelenke vor. **(5b)** Schieben Sie einatmend Bein und Oberkörper zurück in den dreibeinigen Hund und kommen Sie ausatmend wieder mit dem Oberkörper und Knie vor. 5 Wiederholungen, dann Seite wechseln.
Tipp: Sie können die Übung auch im Vierfüßlerstand ausführen.
Wirkung: Stärkt Schultern, Arme und die Körpermitte.

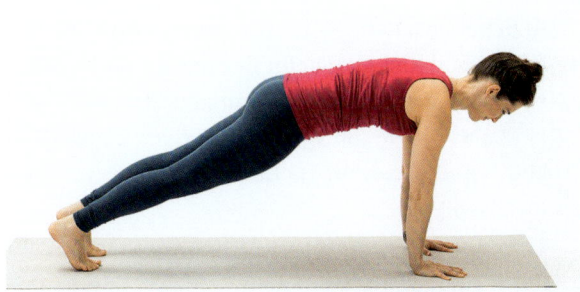

4 Hohe Planke

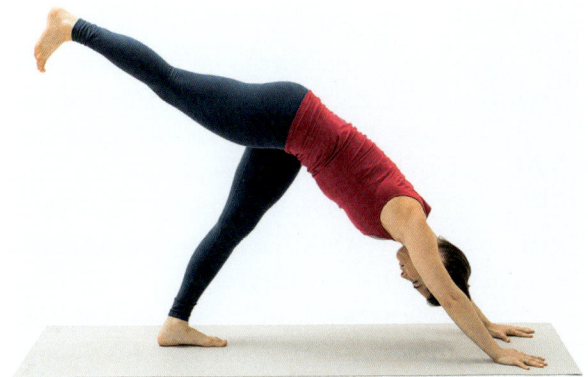

5a Dreibeiniger-
Hund-Flow

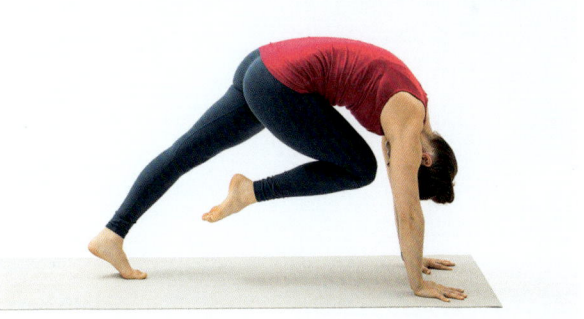

5b Dreibeiniger-
Hund-Flow

Freude – für mich und die Welt

6 HOHER LUNGE: Setzen Sie im hüftweiten Stand die Hände an die Taille. Treten Sie mit links zurück, richten Sie das vordere Knie über dem Knöchel aus, beugen Sie das hintere Knie leicht, sodass die Ferse in der Luft bleibt. Richten Sie Ihr Becken auf und ziehen Sie die Sitzhöcker sanft zueinander und zum Schambein. Strecken Sie einatmend beide Arme lang nach oben, die Schultern ziehen Sie dabei tief. Heben Sie Ihr Brustbein an und weiten Sie den Herzraum. 5 Atemzüge halten, dann Seite wechseln.
Tipp: Öffnen Sie die Arme weiter, wenn Ihre Schultern hochkommen und der Nacken fest wird.
Wirkung: Aktiviert, öffnet den Herzraum und die Schultern, kräftigt die Beine.

7 KRIEGER 3: Ziehen Sie im hüftweiten Stand das linke Knie zum Brustkorb und richten Sie den Oberkörper einatmend gerade auf. Lösen Sie ausatmend die Hände und kicken Sie das linke Bein lang nach hinten, während Sie Ihren Oberkörper parallel zum Boden nach vorn absenken. Flexen Sie den linken Fuß und bilden Sie möglichst eine Linie vom Scheitel bis zur Ferse, wobei Sie das Becken auf einer Linie halten. Ziehen Sie den Nabel nach innen und rotieren Sie die Innenseite des linken Oberschenkels nach oben. 5 Atemzüge halten. Setzen Sie ausatmend den Fuß ab, richten Sie den Oberkörper auf. Seite wechseln.
Tipp: Für extra Power strecken Sie beide Arme lang nach vorn aus.
Wirkung: Stabilisiert die Körpermitte, schult das Gleichgewicht und die Konzentration.

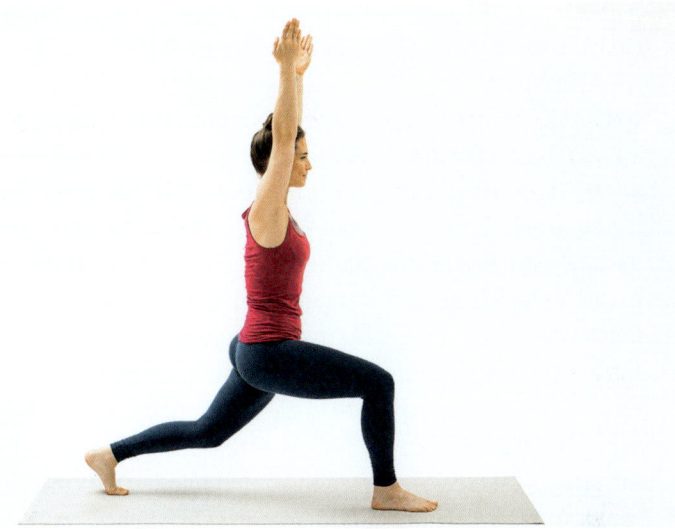

6 Hoher Lunge

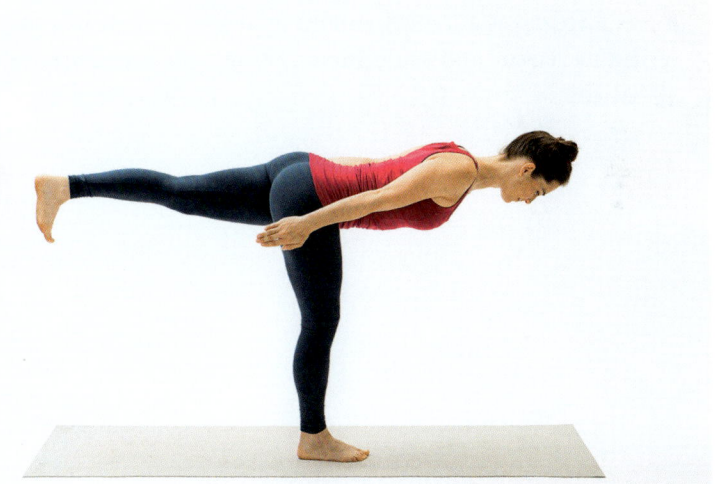

7 Krieger 3

Freude – für mich und die Welt

8 SONNENGRUSS: Fließen Sie durch einen Sonnengruß (Seite 47) und kommen Sie aus dem herabschauenden Hund zum Sitzen.

9 BOOT: Kommen Sie in einen aufrechten Sitz und stellen Sie Ihre Füße auf. Umfassen Sie die Kniekehlen oder die Oberschenkel von hinten. Richten Sie die Wirbelsäule gerade auf und heben Sie das Brustbein an. Lösen Sie einatmend die Füße vom Boden und strecken Sie die Unterschenkel parallel zum Boden aus, halten Sie die Knie dabei aneinander.
Lösen Sie ausatmend die Hände und strecken Sie sie außen an den Beinen vorbei nach vorn. 5 Atemzüge halten.
Alternativ lassen Sie Ihre Hände an den Beinen oder setzen sie hinter Ihrem Po am Boden auf, sobald Sie merken, dass Sie im unteren Rücken rund werden.
Ausatmend setzen Sie die Füße ab und hängen sich mit dem Oberkörper weich über den Beinen aus. 3-mal wiederholen.
Variante: Versuchen Sie, Ihre Beine im Boot lang auszustrecken – ohne im Rücken einzuknicken und rund zu werden.
Tipp: Sobald Sie das Boot stabil halten können, versuchen Sie doch mal, ausatmend den Abstand von Beinen und Oberkörper etwas zu vergrößern. Bitte dabei auf die Stabilität im unteren Rücken achten!
Wirkung: Fokus und Kraftaufbau. Fördert die Konzentration und stärkt die Mitte.

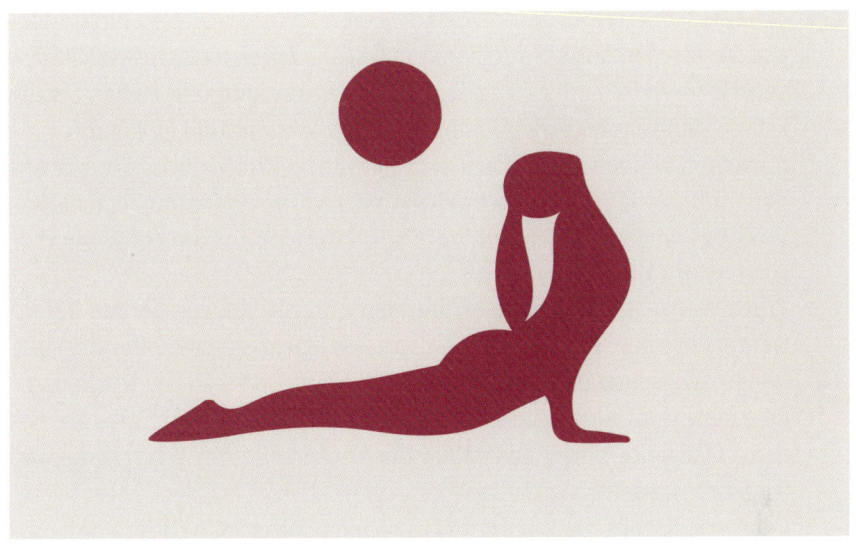

8 Sonnengruß (Seite 47)

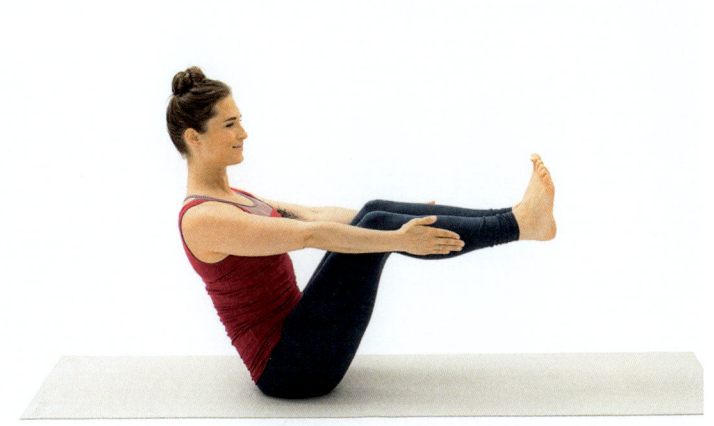

9 Boot

Freude – für mich und die Welt

10 GEBUNDENER WINKEL: Setzen Sie sich aufrecht hin und legen Sie Ihre Fußsohlen aneinander, die Knie fallen nach außen. Umfassen Sie Ihre Füße oder Fußgelenke mit den Händen und ziehen Sie die Fersen dicht zum Körper. Richten Sie Ihre Wirbelsäule lang auf.

Einatmend heben Sie den Brustkorb an, ausatmend neigen Sie sich aus der Hüfte sanft mit dem Oberkörper nach vorn. 5–10 Atemzüge halten.

Wichtig: Beugen Sie sich nur nach vorn, wenn Ihnen die aufrechte Haltung leichtfällt.

Tipp: Wenn es Ihnen schwerfällt, den unteren Rücken gerade aufzurichten, können Sie sich auf die Kante eine Decke setzen oder die Füße weiter wegschieben. Sie können auch hier bereits in die Rückenlage kommen und die Haltung im Liegen ausführen (Seite 153). Die liegende Variante öffnet zusätzlich die Vorderseite des Herzraums und ist sehr erholsam.

Wirkung: Dehnt die Innenseiten der Beine, öffnet die Hüften und entlastet den unteren Rücken.

11 ENDENTSPANNUNG: Einatmend richten Sie sich auf, strecken die Beine lang aus und rollen sich zurück auf den Rücken für die Endentspannung (Seite 54).

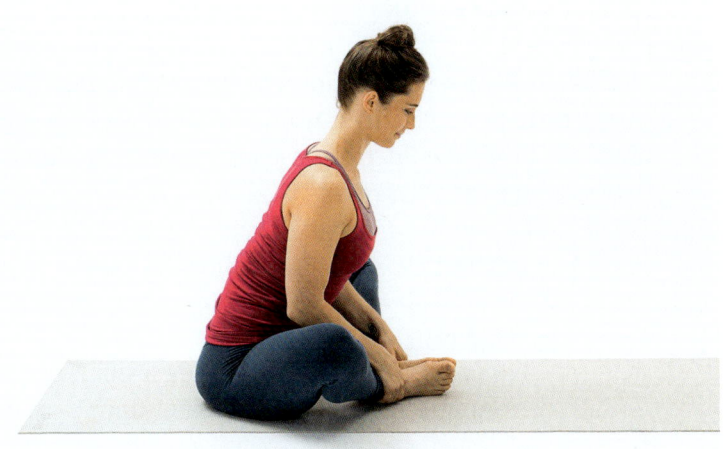

10 *Gebundener Winkel*

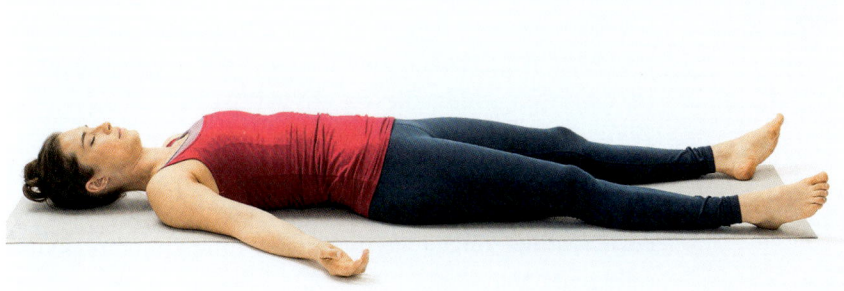

11 *Endentspannung*

Freude – für mich und die Welt

Die Wechselatmung: Nadhi Sodhana

Die Wechselatmung harmonisiert, reduziert Stress und erdet. Sie wirkt extrem ausgleichend auf unser Nervensystem und klärt den Kopf. Sie bringt die Energien wieder zum Fließen und ist eine gute Vorbereitung für die Meditation.

- Nehmen Sie eine einfache Sitzposition ein. Sie können sich auch auf die Kante eines Stuhls setzen. Richten Sie die Wirbelsäule auf.
- Legen Sie die linke Hand auf dem Oberschenkel ab. Daumen- und Zeigefingerkuppen berühren sich, die Handfläche zeigt nach oben.
- Bringen Sie die rechte Hand in Vishnu Mudra: Dazu beugen Sie Zeige- und Mittelfinger zur Handfläche hin und strecken die anderen Finger lang. Den Daumen legen Sie sanft an das rechte, den Ringfinger sanft an das linke Nasenloch. Atmen Sie durch beide Nasenlöcher ein paar Mal ein und aus.
- Verschließen Sie nach einer Ausatmung das rechte Nasenloch sanft mit dem Daumen und atmen Sie nur durch das linke Nasenloch ein. Dann verschließen Sie das linke Nasenloch mit dem Ringfinger, nehmen die kurze natürliche Atempause wahr und halten den Atem an. Lösen Sie nun den Daumen vom rechten Nasenloch und atmen Sie rechts aus. Achten Sie darauf, die Nasenlöcher nur ganz leicht zu verschließen, sodass diese nicht verkleben.
- Winkeln Sie den rechten Arm dabei leicht vom Oberkörper ab. Halten Sie den Kopf aufrecht und gerade. Lassen Sie sich nicht durch die Kraft der rechten Hand nach links schieben und sinken Sie nicht nach unten ab. Ihre Schultern sind entspannt.
- Atmen Sie wieder rechts ein, verschließen Sie beide Nasenlöcher, halten Sie kurz und lösen Sie dann links zum Aus-

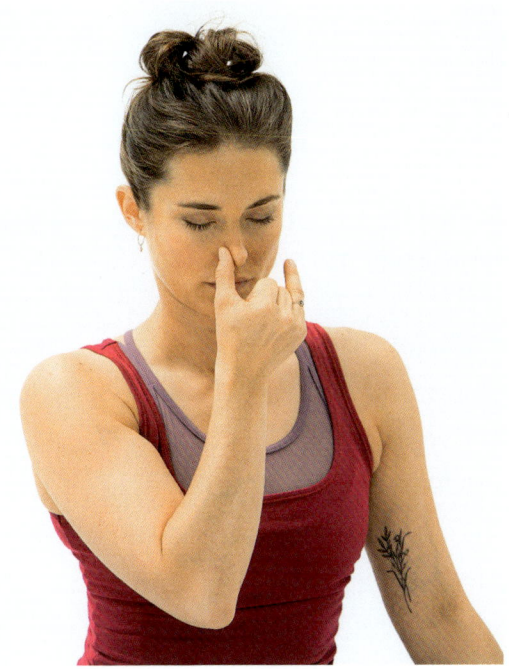

atmen. Dann atmen Sie links wieder ein, halten den Atem kurz, lösen rechts und atmen aus. Dann atmen Sie rechts ein usw.

— Beenden Sie den Atemzyklus mit einer Ausatmung durch das linke Nasenloch und lassen Sie danach den Atem ein paar Atemzüge frei durch beide Nasenlöcher fließen, um nachzuspüren.

— Sind Sie mit der Wechselatmung vertraut, können Sie den Atemrhythmus langsam auf 4:4:8 verändern: Vier Atemtakte ein, vier halten, acht ausatmen. Die verlängerte Ausatmung intensiviert den beruhigenden Aspekt der Wechselatmung.

— Üben Sie 3–10 Minuten.

Tipp: Sie können auch Zeige- und Mittelfinger der rechten Hand an das Dritte Auge legen (Punkt zwischen den Augenbrauen). Wie beschrieben verschließen Sie dann die Nasenlöcher abwechselnd sanft mit Daumen und Ringfinger.

Philosophische Gedanken

Heute können Sie sich einmal über ein Gedicht Gedanken machen, zum Beispiel von Rainer Maria Rilke:

> —— Vorfrühling
> Härte schwand. Auf einmal legt sich Schonung
> an der Wiesen aufgedecktes Grau.
> Kleine Wasser ändern die Betonung.
> Zärtlichkeiten, ungenau,
> greifen nach der Erde aus dem Raum.
> Wege gehen weit ins Land und zeigen's.
> Unvermutet siehst du seines Steigens
> Ausdruck in dem leeren Baum. ——

Andere Ideen finden Sie im Kapitel »Tipps für das Selbststudium« (Seite 18). Der heutige Koan lautet folgendermaßen:

> —— Ein alter Mann fragte Ummon: »Was für eine Zeit ist das, wenn die Bäume sich verfärben und die Blätter zur Erde fallen?« Ummon sprach: »Dann offenbart der goldene Wind sein ganzes Wesen.« ——

Lesen Sie den Koan. Lassen Sie ihn auf sich wirken und nehmen Sie ihn mit in den Tag. Denken Sie mehrmals zwischendurch darüber nach. Es gibt auch Kommentare dazu im Internet. Vielleicht möchten Sie diese nachlesen. Sie müssen dann aber Ihre eigene, persönliche Antwort finden. Die Lösung kommt auch nicht gleich. Haben Sie Geduld. Vielleicht fällt Ihnen der Koan auch erst in ein paar Tagen wieder in einem ganz anderen Zusammenhang ein.

Meditation

Es folgt nun wieder die Sitz- und Gehmeditation im Wechsel.

Sitzmeditation

Bei der Sitzmeditation können Sie eine neue Variante des Zählens ausprobieren und eine Imagination hinzufügen.

- Begeben Sie sich in die Grundposition und zentrieren Sie sich. Ihr Meditationsobjekt ist der Atem. Konzentrieren Sie sich darauf, dann kommen Sie langsam in die Übung hinein.
- Das Zählen der Atemzüge ist Ihnen schon vertraut. Schließen Sie die Augen und stellen Sie sich jetzt die jeweilige Zahl geschrieben auf einem farbigen oder schwarzweißen Hintergrund vor. Zum Beispiel die Zahl Eins in weiß auf einem schwarzen Hintergrund oder umgekehrt eine schwarze Eins auf einem weißen Hintergrund. Farben sind auch okay, zum Beispiel eine blaue Eins auf einem weißen Hintergrund. Experimentieren Sie damit.
- Wie immer zählen Sie von eins bis zehn und fangen dann wieder bei eins an.
- Dann lassen Sie die Übung ausklingen und öffnen die Augen.
- Halten Sie beim Übergang zum Gehen weiterhin die Achtsamkeit aufrecht.

Gehmeditation

Bei der Gehmeditation sind Sie heute etwas philosophisch. »Alles ist vergänglich.« Das ist ein Grundprinzip der Meditation. Üben Sie das während der Gehmeditation ein. Machen Sie sich bewusst, dass jeder einzelne Schritt vergänglich ist und nie wiederkehrt. Beobachten Sie, wie ein Schritt entsteht, kurze Zeit existiert und dann wieder vergeht. Aus dem eben vergangenen Schritt entsteht ein neuer, der aber nach einiger Zeit auch wieder vergeht usw.

— Stellen Sie Ihren Timer auf 15 Minuten und gehen Sie langsam los, so wie Sie es kennen.
— Achten Sie dann aber auf die Vergänglichkeit der einzelnen Schritte.
— Auch das, was in Ihrem Blickfeld ist, verändert sich. Es taucht während des Gehens auf, Sie passieren es und es entsteht ein neuer Eindruck.
— Dasselbe gilt auch für mögliche Geräusche, die während der Meditation zu hören sind. Auch sie sind irgendwann verklungen. Machen Sie sich das während des Gehens bewusst.

Mittagessen

Nachdem Sie sich beim Frühstück mehr auf die Mundregion konzentriert haben, achten Sie beim Mittagessen mehr auf den Magen, das heißt, Sie gehen mit Ihrer Wahrnehmung eine Etage tiefer.

Machen Sie sich bewusst, wie groß Ihr Hunger im Moment ist. Sie kennen Ihren Magen am besten. Wann meldet er sich üblicherweise bei Ihnen? Gibt es bestimmte Tageszeiten, zu denen Sie den Magen intensiver spüren? Vielleicht immer morgens oder immer abends? Wie wissen Sie, dass der Magen voll ist oder halb voll? Wann ist er zu voll, wann zu leer? Welche Empfindungen haben Sie dann im Bauch? Gibt es ein Gefühl der Bewegung oder Kälte oder Wärme oder spüren Sie ein Zusammenziehen? Und kennen Sie noch andere Empfindungen im Magen, die nichts mit Hunger zu tun haben? Stellen Sie sich diese Fragen, während Sie das Essen zubereiten.

Beim Mittagessen selbst geht es heute darum, das Gespür für die richtige Sättigung zu finden. Wann ist Ihr Magen angenehm gefüllt? Dann hören Sie auf zu essen.

Lassen Sie sich Zeit beim Essen. Machen Sie ab und zu eine Pause, in der Sie das Besteck ablegen. Geben Sie dem Magen Zeit zum Verdauen, und lassen Sie ihn sich dann ausruhen. Rezepte für das Mittagessen finden Sie auf Seite 148.

Meditation mit Imagination

Auch heute machen wir wieder eine Imaginationsübung. Licht tritt in Ihren Körper ein und wandert überall hin, bis Sie völlig von dem Licht durchdrungen sind.

- Begeben Sie sich in die Sitzhaltung. Inzwischen haben Sie sicher eine Lieblingssitzhaltung, zum Beispiel im Diamantsitz mit oder ohne Sitzbänkchen. Nehmen Sie die Haltung ein, in der Sie sich am besten fühlen.
- Stellen Sie sich ein helles Licht vor, das die Freude symbolisiert, von der im heutigen Motto die Rede ist.
- Stellen Sie sich dann vor, dass Sie in diesem Licht »gebadet« werden. Es wandert die Beine hoch, über den Rumpf und den Rücken in die Arme und dann in den Schulter-Nacken-Bereich und in den Kopf.
- Das Licht tritt wieder aus Ihnen aus und umgibt Sie vollständig. Alle Zellen öffnen sich und der ganze Körper strahlt vor Freude.
- Lassen Sie diesen Zustand ein paar Minuten auf sich wirken und beenden Sie dann die Meditation.

Spinat-Rucola-Salat

1 Person
25 Min.
....

1 Ei
25 g Babyspinat
25 g Rucola
¼ Gurke
25 g Stangensellerie
1 Aprikose
1½ EL Olivenöl
1 EL Orangensaft
½ EL Mohnsamen
Salz
Pfeffer
Thymian (getrocknet)
50 g Hüttenkäse
(10 % Fett i. Tr.)

Ei ca. 6 Min. kochen und abkühlen lassen. —— Spinat und Rucola putzen, waschen und trocken schleudern. Gurke und Sellerie putzen, waschen und in Scheiben schneiden. Aprikose waschen, entsteinen und in feine Würfel schneiden. —— Olivenöl mit Orangensaft verquirlen und mit Aprikose und Mohn vermengen. Mit Salz, Pfeffer und Thymian würzen. —— Ei schälen und vierteln. Spinat und Rucola mit Gurken- und Selleriescheiben sowie dem Dressing vermengen und mit Hüttenkäse und Ei servieren.

VARIANTE: Statt Spinat können Sie auch Feldsalat verwenden. Ist gerade keine Aprikosensaison, schmeckt das Dressing auch mit getrockneten Aprikosen.

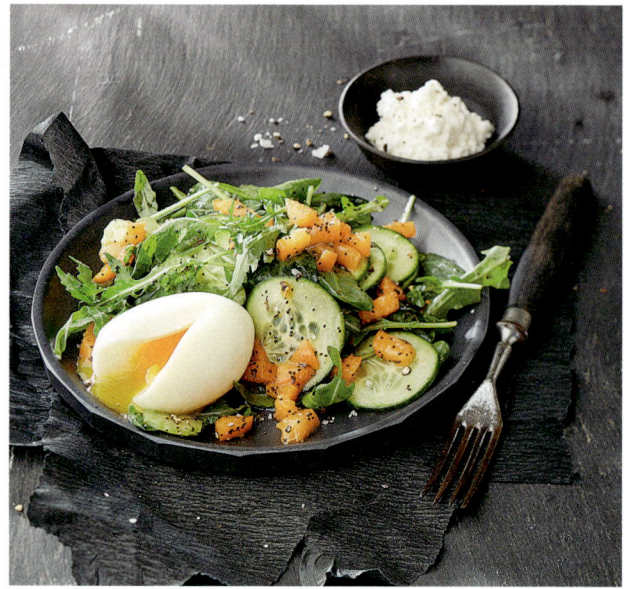

Gemüsestifte mit Kräuter-Cashew-Dip

Cashewkerne in der gleichen Menge Wasser 30 Min. einweichen. Kräuter waschen, trocken schütteln, Blätter abzupfen. Ingwer schälen und fein hacken. —— Gemüse waschen, putzen und in Stifte schneiden. —— Cashewkerne mit dem Wasser, Joghurt, Kräutern, Limettensaft, Sesamsaat und Ingwer mit einem Stabmixer pürieren und würzen. —— Gemüsestifte mit dem Dip servieren.

VARIANTE: Statt mit Joghurt schmeckt der Dip auch mit Seidentofu oder Quark.

1 Person
10 Min. + 30 Min. Einweichzeit

. . . .

15 g Cashewkerne
je ¼ Bund Petersilie und Koriander
1 Stück Ingwer (0,5 cm)
150 g Gemüse (Karotten, Selleriestange, Paprika, Rettich, Gurke)
1 EL Naturjoghurt
½ TL Limettensaft
½ EL Sesamsaat
Salz
Pfeffer
je 1 Prise Kurkumapulver und Cayennepfeffer

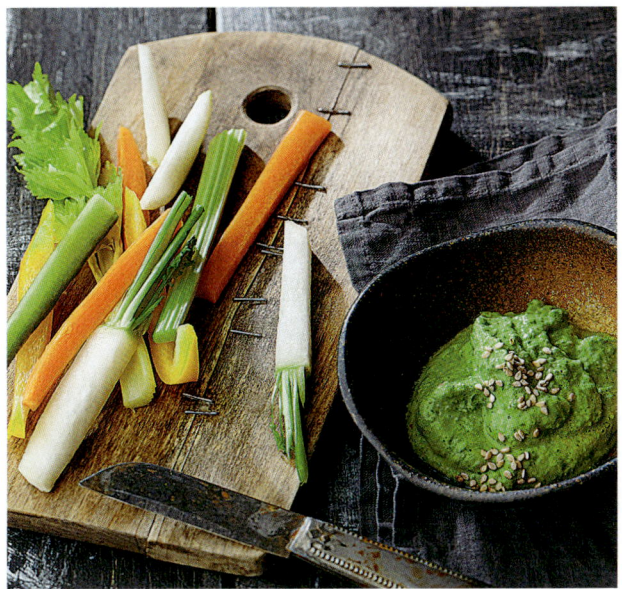

Freude – für mich und die Welt

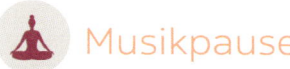 Musikpause

Hören Sie doch einfach mal Musik. Achten Sie dabei auf den Rhythmus, den Text, den Gesang, versuchen Sie die verschiedenen Instrumente zu erkennen. Achten Sie auf Ihre Reaktionen, Ihre Stimmung und ob sie sich durch die Musik verändert. Wollten Sie vielleicht gerade mitschwingen bei einem fröhlichen Stück und setzen unwillkürliche Körperbewegungen ein? Ist das die Stimmung, die Sie sich gerade wünschen, oder wurden Sie »mitgerissen« von der Musik? Setzen Sie für drei Atemzüge ein Lächeln auf, während Sie zuhören. Seien Sie dabei aber mehr bei der Atmung und weniger bei der Musik. Die Gefahr besteht, sich in der Musik »zu verlieren«. Versuchen Sie ganz bei sich und Ihrem Atem zu bleiben. Behalten Sie die Kontrolle. Atmen Sie langsam und gleichmäßig.

Freizeit

Jetzt haben Sie Freizeit. Sie können lesen, sich Notizen machen, spazieren gehen oder sich etwas Gutes tun. Sie können sich zum Beispiel eine Gesichtsmaske gönnen oder ein Fußbad machen. Oder kochen Sie sich einen Tee und schauen einfach nur aus dem Fenster. Vielleicht ist Ihnen auch mehr nach einem Mittagsschläfchen? Wichtig ist nur, dass Sie sich nicht zu sehr ablenken und nicht aus dem Retreat-Modus »herausrutschen«.

Samu – Achtsame Hausarbeit

Lassen Sie nun wieder die Achtsamkeit in alltägliche Tätigkeiten einfließen. Machen Sie in der nächsten halben Stunde wieder etwas Nützliches im Haus oder der Wohnung. Räumen Sie zum Beispiel auf, putzen Sie, spülen Sie das Geschirr ab, stauben Sie Bücher ab oder bügeln Sie. Sie können auch schon alles für das Abendessen vorbereiten.

Seien Sie dabei so achtsam wie möglich. Bleiben Sie so lange wie möglich in der Gegenwart und ganz bei der Sache. Die Tätigkeit, also zum Beispiel das Geschirrspülen, ist jetzt Ihr Meditationsobjekt. Lassen Sie sich nicht ablenken, sondern achten Sie auf Körperempfindungen: Beim Geschirrspülen spüren Sie beispielsweise das Gefühl des Wassers auf der Haut und beobachten, wie das Geschirr nach und nach sauber wird. Außerdem lauschen Sie auf das Klappern der Teller und das Geräusch des Wassers. Wenn Sie merken, dass Sie gedanklich abschweifen, kehren Sie wieder zu Ihrer Tätigkeit zurück.

Meditation

Auch heute besteht diese Einheit aus Sitz- und Gehmeditation.

Sitzmeditation

Integrieren Sie in die Sitzmeditation, was Sie heute kennengelernt haben.

- Stellen Sie Ihren Timer auf 15, 30 oder 45 Minuten.
- Begeben Sie sich in Ihre Lieblingsposition auf einem Kissen, Bänkchen oder Stuhl und zentrieren Sie sich.
- Ihr Meditationsobjekt ist der Atem. Achten Sie auf Ihre Ein- und Ausatmung. So kommen Sie in die Übung hinein.
- Jetzt können Sie den Atem zählen, von eins bis zehn und dann wieder von vorn.
- Probieren Sie die Grundübung mit einem Zähler auf Ein- und Ausatmung.
- Versuchen Sie dann, die Imagination dazuzunehmen, zum Beispiel die schwarze Zahl auf weißem Hintergrund.

- Wenn Ihnen das eine zeitlang gelungen ist, achten Sie verstärkt auf die Pausen zwischen den einzelnen Atemzügen.
- Nehmen Sie dann noch das Thema der Freude mit hinzu. Lächeln Sie und erfreuen Sie sich an angenehmen Körperempfindungen, sobald Sie sie ausmachen können.
- Bleiben Sie eine Weile bei der Technik, die Ihnen im Moment am besten gefällt.
- Kommen Sie dann langsam zum Ende.
- Gestalten Sie den Übergang vom Sitzen zum Stehen und Gehen wieder möglichst fließend und ineinander übergehend. Halten Sie die Aufmerksamkeit.

Gehmeditation

Sie haben heute gelernt, wie man den Atem mit den Schritten koppelt. Das Gelernte können Sie jetzt anwenden und auch variieren.

- Stellen Sie den Timer auf 10 Minuten und begeben Sie sich zu Ihrer Gehstrecke.
- Machen Sie zuerst wieder mit der Einatmung einen Schritt und mit der Ausatmung den nächsten.
- Dann variieren Sie: Versuchen Sie, sowohl Ein- als auch Ausatmung bei jedem Schritt zu machen. Dafür müssen die Schritte sehr kurz sein.
- Dann können Sie noch mehrere Schritte pro Atemzug machen, zum Beispiel drei Schritte für die Einatmung und vier für die Ausatmung. Das ist von der Schrittlänge her ähnlich dem normalen Gehen. Allerdings hat jeder eine andere Schrittlänge und einen eigenen Rhythmus. Finden Sie heraus, was zu Ihnen passt. Sie sollten sich dabei wohlfühlen.
- Wenn der Timer klingelt, beenden Sie die Meditation.

Yoga: Rückzug

Am Nachmittag steht wieder mehr der Rückzug, das Langmachen und Strecken Ihres Körpers im Vordergrund, wobei auch hier eine gewisse Zentrierung nicht fehlen sollte. Mit sanften Hüftöffnern und Vorbeugen richten Sie Ihren Fokus nach und nach mehr nach innen und entspannen Ihre Körperrückseite. Versuchen Sie auch immer wieder, Ihre Praxis in Bezug zum Motto des Tages »Freude« zu setzen. Wie gelingt Ihnen das?

1 LIEGENDER GEBUNDENER WINKEL: Starten Sie in Rückenlage. Die Arme liegen lang ausgestreckt neben Ihrem Körper, die Handflächen zeigen nach oben. Legen Sie die Fußsohlen aneinander und lassen Sie die Knie zur Seite fallen. Unterstützen Sie sich eventuell mit Blöcken oder Decken unter den Oberschenkeln, falls der Zug in den Leisten oder Innenseiten zu intensiv ist. Entspannen Sie die Schultern und lassen Sie das Gewicht Ihres Körpers in den Boden sinken. Bleiben Sie 1–5 Minuten (!) in der Position. Strecken Sie ausatmend die Beine aus und spüren Sie einen Moment nach.
Wirkung: Öffnet Schulter- und Nackenbereich, entlastet den unteren Rücken und öffnet die Hüften.

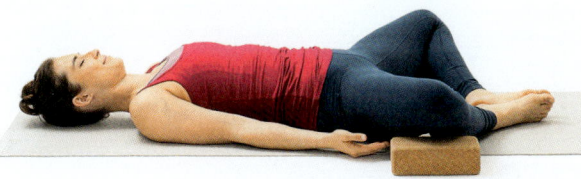

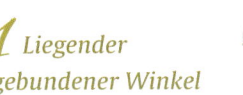

1 Liegender gebundener Winkel

Freude – für mich und die Welt

2 HAPPY BABY: Winkeln Sie in Rückenlage die Knie an und ziehen Sie sie zum Brustkorb. Umfassen Sie mit den Händen die Fußaußenkanten und schieben Sie die Fußsohlen zur Decke. Dabei ziehen Sie die Knie an den Rippen vorbei Richtung Achselhöhlen. Entspannen Sie die Schultern und lassen Sie das Kreuzbein in den Boden sinken. 1–3 Minuten halten(!). Ausatmend lösen Sie die Arme und rollen sich über die Seite in den Vierfüßlerstand.
Tipp: Sie können die Kniekehlen auch mit den Unterarmen umfassen oder die Füße von innen greifen.
Wirkung: Absoluter Stresskiller. Sanfte Dehnung und Entlastung für den Rücken und die Hüften.

3 HERABSCHAUENDER HUND: Schieben Sie aus dem Vierfüßlerstand den Po zurück zu den Fersen, heben Sie die Knie vom Boden und strecken Sie den Po schräg nach oben hinten. Ziehen Sie Ihre Wirbelsäule über Scheitel und Kreuzbein in die Länge und integrieren Sie die unteren Rippen zurück in den Brustkorb. Um die Längsspannung entlang der Wirbelsäule zu finden, beugen Sie ruhig die Knie ein wenig. Ziehen Sie die Schulterblätter nach außen und tief und strecken Sie die Flanken. Dehnen Sie Ihre Schlüsselbeine zu den Seiten und ziehen Sie die Innenseiten der Arme mittig zueinander. 10 Atemzüge halten.
Wirkung: Stärkt Arme und Schultern, dehnt die Körperrückseite. Erdet und entspannt.

4 SONNENGRUSS: Üben Sie eine Runde des Sonnengrußes (Seite 47).

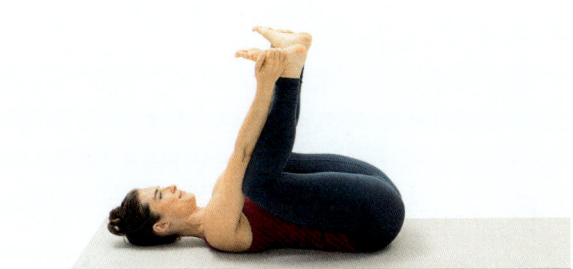

2 Happy Baby

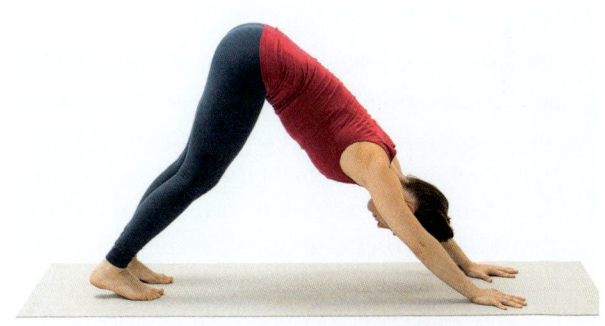

3 Herabschauender Hund

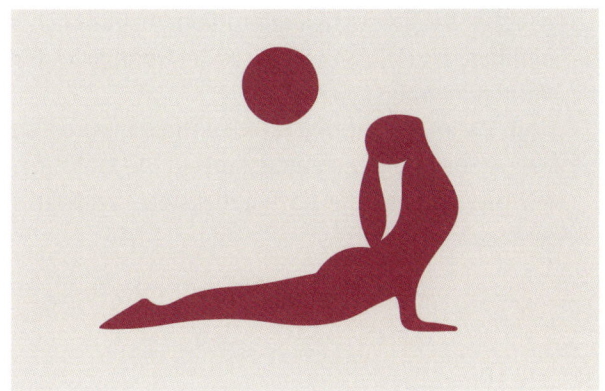

4 Sonnengruß
(Seite 47)

Freude – für mich und die Welt

5 STUHL: Beugen Sie im hüftweiten Stand einatmend die Knie und schieben Sie Ihren Po nach hinten, als ob Sie sich auf einen Stuhl setzen würden. Schwingen Sie dabei die Arme bis auf Höhe der Ohren mit nach vorn. Verlagern Sie ausatmend das Gewicht etwas mehr auf die Fersen, wobei Sie die Knie hinter die Zehen zurückschieben. Verlängern Sie Ihr Kreuzbein nach unten und ziehen Sie Ihr Schambein zum Nabel, um den unteren Rücken zu stabilisieren. Heben Sie sich vom Brustbein an. 5 Atemzüge halten. Richten Sie sich einatmend zurück in den Stand auf.
Tipp: Öffnen Sie Ihre Arme weiter, wenn sich Ihr Nacken und die Schultern verspannen.
Wirkung: Power pur! Stärkt die Beine und das Durchhaltevermögen, öffnet die Schultern.

6 VORBEUGE-FLOW: Verwurzeln Sie im Stand die Füße im Boden und beugen Sie sich aus der Hüfte vor, wobei Sie Ihren Oberkörper zu den Oberschenkeln sinken lassen. Setzen Sie die Hände am Boden auf und entspannen Sie Kopf und Schultern. **(6a)** Setzen Sie einatmend die Hände an den Schienbeinen auf und strecken Sie den Oberkörper parallel zum Boden lang nach vorn. **(6b)** Ausatmend führen Sie die Hände zum Boden zurück und sinken wieder in die Stehende Vorbeuge zurück. Um die Beine mehr zu strecken, schieben Sie die Sitzknochen zu den Seiten und nach oben. 5 Wiederholungen. Richten Sie sich mit geradem Rücken wieder auf.
Wichtig: Bei Bandscheibenproblemen, Bluthochdruck und erhöhtem Augeninnendruck lassen Sie bitte die Übung aus. Halten Sie bei Rückenproblemen die Knie gebeugt.
Tipp: Wenn Sie mit den Händen nicht bis zum Boden kommen, strecken Sie die Fingerspitzen einfach nur in die Richtung.
Wirkung: Dehnt die Körperrückseite, kräftigt die Beine und beruhigt das Nervensystem.

5 Stuhl

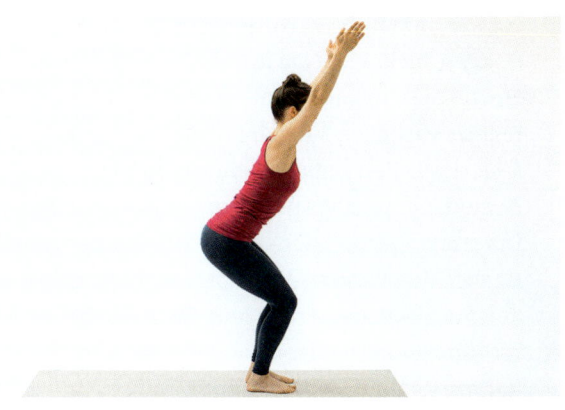

6a Vorbeuge-Flow

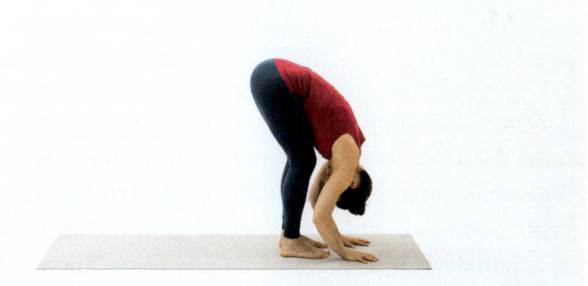

6b Vorbeuge-Flow

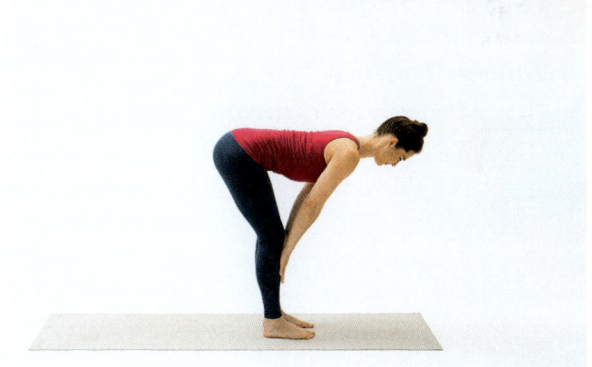

Freude – für mich und die Welt

7 ADLER: Im hüftweiten Stand setzen Sie die Hände an die Hüften. Beugen Sie beide Knie leicht und schieben Sie den Po etwas nach hinten. Heben Sie Ihr linkes Knie und schwingen Sie das Bein von vorn um das rechte. Verhaken Sie den linken Fuß hinter der Wade oder setzen Sie einfach die Zehen neben dem rechten Fuß am Boden auf. Strecken Sie die Arme lang nach vorn aus, schwingen Sie den rechten unter dem linken Unterarm herum, beugen Sie die Ellenbogen und legen Sie beide Handflächen aneinander. Alternativ verhaken Sie die Daumen ineinander. Sinken Sie ausatmend mit dem Po tiefer, heben Sie die Ellbogen auf Schulterhöhe an und neigen Sie den Oberkörper sanft nach vorn. 5 Atemzüge halten. Richten Sie sich einatmend auf und lösen Sie ausatmend die Verknotung von Armen und Beinen. Seite wechseln.
Tipp: Fokussieren Sie Ihren Blick auf einen Punkt am Boden.
Wirkung: Konzentration und Balance. Schult das Gleichgewicht und regt den Lymphfluss an.

8 HALTUNG DES KINDES: Öffnen Sie im Vierfüßlerstand die Knie mattenweit, die Zehen zeigen zueinander. Schieben Sie den Po zurück auf die Fersen und legen Sie die Stirn am Boden ab. Ihre Arme strecken Sie lang neben dem Körper nach hinten aus. Entspannen Sie dabei die Schultern. Atmen Sie in die gesamte Rückseite des Körpers, vor allem in den Lendenbereich. 1–3 Minuten entspannen. Rollen Sie sich einatmend langsam auf und drehen Sie sich über die Seite auf den Rücken.
Tipp: Legen Sie ein Kissen oder eine Decke zwischen Po und Fersen oder auch unter die Stirn, falls ihr Kopf nicht zum Boden kommt.
Wirkung: Ruhe und Erholung. Rückzug pur. Löst Anspannung, vor allem die Rückseite des Körpers wird entlastet.

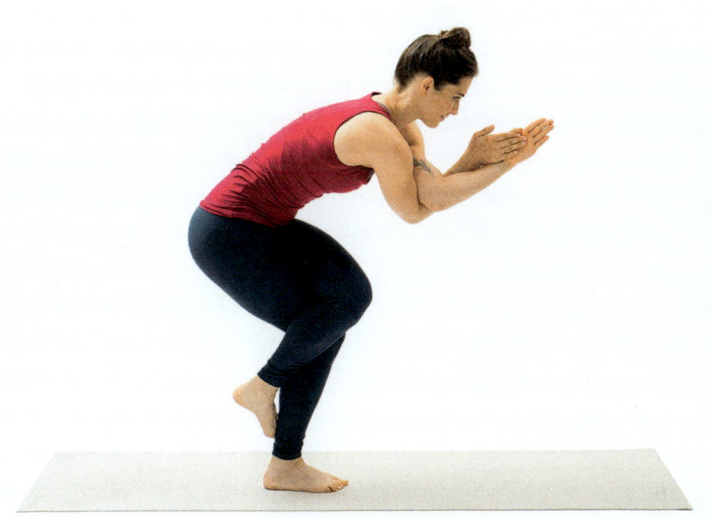

7 Adler

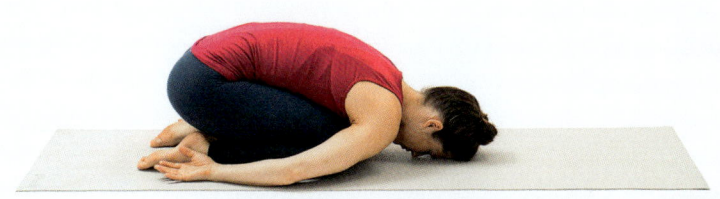

8 Haltung des Kindes

Freude – für mich und die Welt

9 KNIE-ZUR-BRUST-VARIANTE: Strecken Sie in Rückenlage beide Beine lang aus. Beugen Sie einatmend das rechte Knie, umfassen Sie das Schienbein mit beiden Händen und ziehen Sie es ausatmend zum Brustbein. 5–10 Atemzüge halten. Legen Sie ausatmend das Bein wieder ab und spüren Sie einen Moment nach. Seite wechseln.
Wirkung: Entspannung für den unteren Rücken. Löst Spannungen im Bauchraum und hilft bei Stress.

10 ENDENTSPANNUNG: Ausatmend lassen Sie beide Beine lang am Boden ausgleiten und kommen zur Endentspannung (Seite 54).

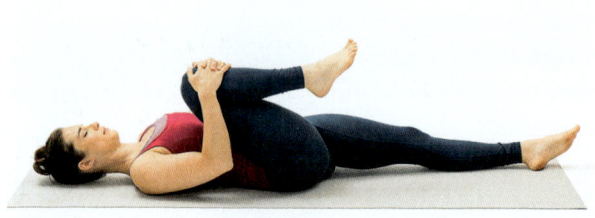

9 Knie-zur-Brust-Variante

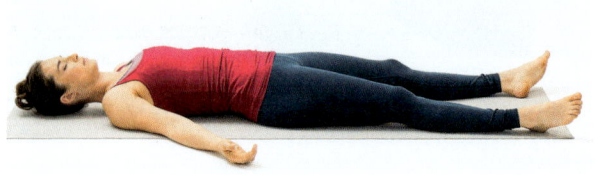

10 Endentspannung

Abendessen

Eine weitere Verfeinerung der Wahrnehmung beim Essen ist es, die Bedürfnisse des Körpers genauer zu spüren. Nachdem Sie Ihren grundsätzlichen Hunger geprüft haben, schließen Sie Ihre Augen und fragen Sie sich, worauf Sie jetzt genau Appetit haben: Obst, Gemüse, Eiweiß, vielleicht eine Suppe, etwas Salziges oder Süßes? Versuchen Sie, in den Dialog mit Ihrem Körper zu gehen und herauszufinden, was er möchte. Vielleicht besteht auch gerade das Bedürfnis nach einem bestimmten Getränk? Suchen Sie sich dann ein Rezept aus und legen Sie los mit der Zubereitung.

Beim Essen überprüfen Sie nach der Hälfte in einer kleinen Pause, ob Sie immer noch dieselben Bedürfnisse wie am Anfang haben. Machen Sie es aber nicht zu kompliziert. Erfreuen Sie sich am Essen und am Tagesausklang! Genießen Sie es!

Reflexion und Tagebuch

So, wieder ist ein Tag geschafft! Glückwunsch! Klopfen Sie sich auf die Schulter! Wir empfehlen Ihnen, sich wieder ein paar Notizen zu machen. Schreiben Sie sich auf, was Sie an diesem Tag gelernt haben. Was hat besonders gut geklappt? Was nicht? Worüber haben Sie sich gefreut? Wofür waren Sie dankbar? Konnten Sie etwas mit dem heutigen Koan anfangen? Wie war das heutige Essen für Sie? Wie war das Yoga? Was wollen Sie beim nächsten Achtsamkeitstag besser oder anders machen? Sie können sich alles notieren, was Sie mögen. Hauptsache, es führt noch einmal zum Nachdenken und zur Vertiefung des Tages und zu mehr Einsicht.

Pasta mit Feldsalat-Pesto

1 Person
20 Min.

....

25 g Feldsalat
10 g Pinienkerne
15 g Bergkäse
55 ml Olivenöl
Salz
Pfeffer
125 g dünne Bandnudeln

Feldsalat gründlich waschen und trocken schütteln. Pinienkerne in einer Pfanne trocken anrösten. Bergkäse in Stücke schneiden oder fein reiben. Alles zusammen mit 50 ml Öl mit einem Stabmixer fein pürieren. Mit Salz und Pfeffer würzen. —— Bandnudeln in reichlich Salzwasser ca. 8 Min. bissfest kochen. —— Pesto auf die Pasta geben und servieren.

TIPP: Dazu schmecken karamellisierte Tomaten besonders gut. Dafür ca. 125 g Kirschtomaten in etwas Olivenöl in einer Pfanne andünsten. Eine Handvoll Walnüsse und Pistazien dazugeben. Mit ¼ TL Rohrzucker karamellisieren und einem Schuss Balsamico-Essig ablöschen.

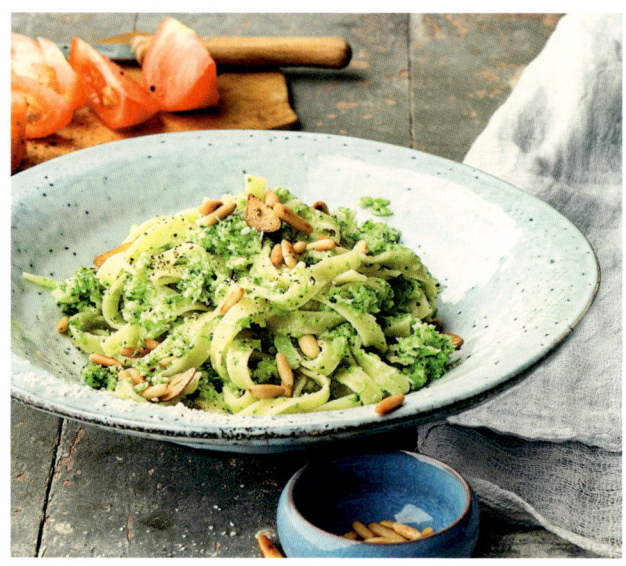

Limettenrisotto mit Erdbeer-Kräuter-Salsa

Schalotte, Ingwer und Karotte schälen, würfeln. Thymianblätter abzupfen. Limettenschale abraspeln, Saft auspressen. —— ½ EL Öl erhitzen. Gemüse und Thymian 2 Min. andünsten. Reis zugeben, 1 Min. unter Rühren dünsten. Mit Limettensaft ablöschen, Brühe angießen, bis der Reis bedeckt ist. Unter Rühren einkochen. Reis bei kleiner Flamme 15–20 Min. quellen lassen. Salzen und pfeffern. —— Spargel waschen, Enden abschneiden. Spargel in Stücke schneiden. Szechuanpfeffer und Kardamom zerstoßen. ½ EL Öl erhitzen, Gewürze anrösten, Spargel zugeben, 5–7 Min. dünsten. Salzen und pfeffern. —— Erdbeeren würfeln. Basilikum hacken. Zwiebel in Ringe schneiden. Alles mit 1 EL Öl, Honig, Limettenschale, Zitronen- und Sanddornsaft vermischen. Salzen und pfeffern.

1 Person

45 Min.

....

1 kleine Schalotte

1 Stück Ingwer (0,5 cm)

1 Karotte

1 Zweig Thymian

½ Bio-Limette

2 EL Olivenöl

75 g Risotto-Reis

200 ml Gemüsebrühe

Salz

Pfeffer

½ Bund grüner Spargel

je ⅛ TL Szechuanpfeffer und Kardamomsamen

100 g Erdbeeren

1 Zweig Basilikum

1 Frühlingszwiebel

½ TL Honig

½ TL Zitronensaft

½ TL Sanddornsaft

1 Prise Cayennepfeffer

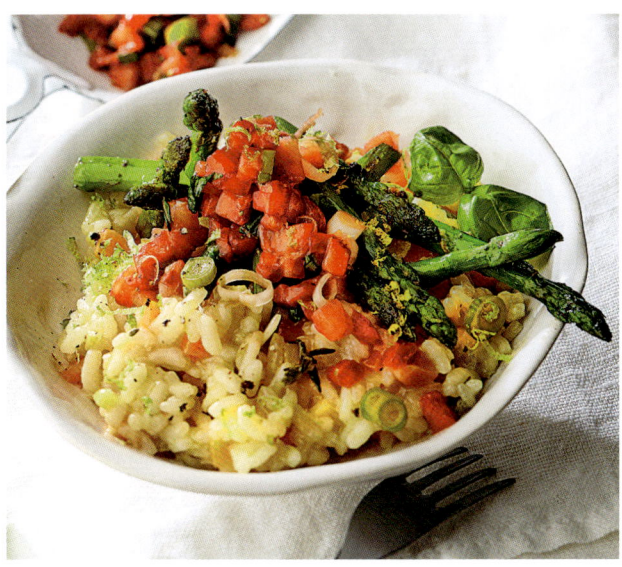

Freude – für mich und die Welt

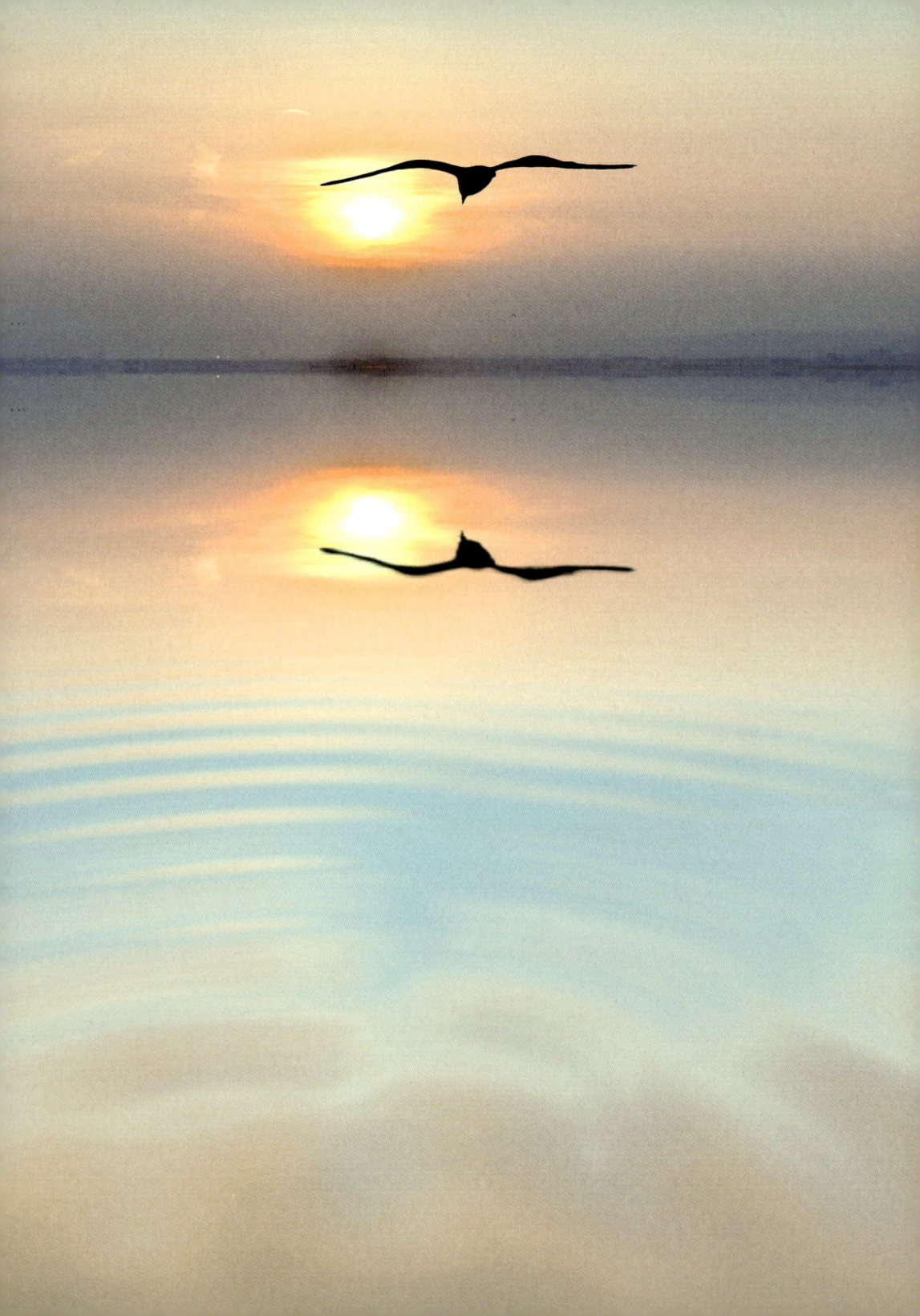

Viertes Tagesprogramm:

Gleichmut

Gleichmut – neutrale Akzeptanz

Das heutige Tagesmotto klingt erst einmal kompliziert. Denken Sie ein wenig darüber nach – Sie werden merken, wie sich innere Ruhe in Ihnen ausbreitet. Das werden Sie auch in den Meditationen und beim Yoga üben.

Gleichmut meint in etwa, dass Sie alles willkommen heißen, was sich im Laufe des Tages ereignet, ohne in Ablehnung zu gehen und ohne daran festzuhalten. Weder ziehen Sie, noch schieben Sie. Sie sind einverstanden mit dem Ablauf der Dinge. Sie greifen nicht ein. Gleichmut ist ein bisschen so, wie Weiden im Wind.

Gleichmut bedeutet auch Neutralität, also nicht Partei zu ergreifen. Sie erkennen, dass verschiedene Standpunkte aus der jeweiligen Perspektive ihre Berechtigung haben, auch wenn sie letztlich immer subjektiv sind. Gleichmut bedeutet auch Zurückhaltung und Distanz. Und Gleichmut bedeutet Balance, also sich genau in der Mitte zwischen zwei Positionen zu befinden.

Ausrichtung auf das Tagesmotto

Im Original (Sanskrit und Pali) heißt Gleichmut »Upekkha«. In der Metapher, die wir schon kennengelernt haben, wird Gleichmut anhand einer Mutter beschrieben, die ihre Kinder loslässt, sie auch Fehler machen lässt, während sie groß und erwachsen werden. Sie unterstützt sie weiterhin, lässt die Kinder aber eigene Erfahrungen machen, sowohl im Guten wie im Schlechten.

Andere Beschreibungen und Begriffe sind: Freiheit von Verwicklungen, Geduld, Aushalten können, Gelassenheit, Loslassen, nicht anhaften, nicht bewerten, innere Ruhe, Gemütsruhe, unvoreingenommen sein und in schwierigen Situationen die Fassung behalten.

Letztlich ist Upekkha das Gegenteil von Unruhe, Nervosität, Anhaftung. Dinge, die sich nicht beeinflussen lassen, werden in Ruhe gelassen. Nicht gemeint ist Gleichgültigkeit, der »nahe Feind« von Gleichmut. Gleichgültigkeit ist per Definition herzlos und nicht mitfühlend, auch wenn es Ähnlichkeiten gibt, zum Beispiel in der Nichtidentifizierung mit einem Problem. Der direkte Feind von Gleichmut ist Gier und Anhaftung, also das Festhalten von etwas. Beim Gleichmut wird man sich des Karmas (Ursache und Wirkung) einer Person bewusst.

Schauen wir uns dazu fünf Betrachtungen an:

1. Ich bin Eigentümer meines Karmas.
2. Ich bin der Erbe meines Karmas.
3. Ich bin von meinem Karma geboren.
4. Ich bin mit meinem Karma eng verknüpft.
5. Ob ich gutes oder schlechtes Karma mache, dessen Erbe werde ich sein.

Das bedeutet, dass ich die Verantwortung für meine Taten übernehmen muss. Wenn ich gutes Karma möchte, muss ich auch gute Taten leisten. Mein Umfeld wird von mir mitgestaltet. Ich kann mich nicht von meinen Taten trennen und lossagen. Ich entscheide ständig neu, welche Folgen meine Taten haben werden.

Wir können durchaus mitfühlend mit jemandem sein, übrigens auch mit uns selbst. Es kann aber auch sein, dass sich jemand selbstverschuldet in eine schwierige Situation gebracht hat. Zum Gleichmut gehört die Weisheit zu erkennen, wann man helfen kann und wann es wenig hilfreich ist. Ein Beispiel ist die Co-Abhängigkeit oder das Helfersyndrom, das keineswegs »weise« und oft der Situation nicht angemessen ist.

Die Weisheit von Upekkha bietet zwar Mitgefühl an, sieht aber auch die Eigenverantwortung einer Person, eben sein Karma. Man kann einem Menschen nicht alle Probleme abnehmen, dann wird er oder sie nicht selbstständig und unabhängig. Gleichmut kann also auch zu Zurückhaltung führen und dazu, dass man sich nicht überall einmischt.

Die Wünsche dazu lauten:

— Möge ich offen sein für die Ruhe und Stille in mir und in Frieden.
— Mögen wir offen sein für die Ruhe und Stille in uns und in Frieden.

Wachwerden und Aufstehen

Heute starten Sie mit einem »Bodysweep«. »Sweeping« heißt eigentlich putzen. Stellen Sie sich vor, dass Sie beim Scannen die jeweilige Körperregion »reinigen« und sozusagen »durchputzen«. Sie können sich dazu vorstellen, dass Sie ein imaginäres weiches Tuch nehmen, einen imaginären Schwamm oder einen imaginären weichen Pinsel und damit den Körper entlang streichen. Sie können auch einfach nur mit der Aufmerksamkeit durch die jeweilige Körperregion wandern. Das »Putzen« ist nur eine Metapher.

Bodysweep

- Fangen Sie mit beiden Händen an, und arbeiten Sie sich durch die Arme nach oben bis zu den Schultern.
- Dann gehen Sie zur Schulter-Nacken-Partie, zum Hals, zum Kinn, zum Mund einschließlich der Zähne, zur Zunge und zu den Lippen, zur Nase, zu den Augen, zur Stirn, zu den Ohren, zum Rest des Kopfes einschließlich der Haare.
- »Putzen« Sie danach beide Beine aufwärts von den Zehen bis zu den Hüften. Es folgen das Becken, das Gesäß, der Bauch, der untere und obere Rücken, der Brustkorb, die Herzregion und die Lungen.
- Schließlich »reinigen« Sie den Körper als Ganzes.
- Achten Sie die ganze Zeit auf Empfindungen wie Wärme, Kälte, Druck, Ziehen, Kitzeln, Jucken, Enge, Schwere, Leichtigkeit usw.
- Achten Sie auf angenehme Gefühle, aber auch auf Missempfindungen, ganz im Sinne des Tagesthemas Gleichmut. Versuchen Sie nicht, angenehme Empfindungen beizubehalten und unangenehme Gefühle loszuwerden, sondern bleiben Sie neutral.
- Achten Sie darauf, ob an bestimmten Stellen Gefühle oder Gedanken auftauchen. Konzentrieren Sie sich dann auf die reine Körperempfindung an dieser Stelle. Verweilen Sie dort ein paar Sekunden, bevor Sie weiterscannen.
- Wenn eine Stelle angespannt ist, versuchen Sie, noch etwas Spannung herauszulassen.
- Zum Schluss bleiben Sie noch einem Moment in dem Gefühl für den ganzen Körper und bereiten sich darauf vor, gleich aufzustehen.

Gleichmut – neutrale Akzeptanz

Morgentoilette

Bei der Morgentoilette können Sie passend zum Thema Gleichmut darauf achten, welche Handgriffe Sie gern machen und welche nicht so gern. Und welche machen Sie einfach automatisch? Versuchen Sie alle Handlungen ohne Bevorzugung oder Ablehnung durchzuführen. Heißen Sie alles, was zur Morgenroutine gehört, willkommen und seien Sie wie immer so viel wie möglich bei der Sache.

Vielleicht starten Sie heute bereits vor dem Frühstück mit der morgendlichen Yogapraxis? Probieren Sie aus, welche Reihenfolge Ihnen am besten passt.

 ### Seien Sie dankbar!

Machen Sie sich drei Dinge klar, für die Sie dankbar sind, wenn Sie morgens aufstehen. Wenn Ihnen zunächst nichts einfällt, machen Sie sich drei Dinge bewusst, die angenehm sind oder funktioniert haben, zum Beispiel ein kuscheliges Kissen, warmes Wasser, ein Dach über dem Kopf usw. Es muss nichts Großes sein, auch für scheinbar triviale Dinge können Sie dankbar sein. Schon der leckere Kaffee am Morgen reicht. Abends blicken Sie auf den Tag zurück und benennen wieder drei Dinge, die im Laufe des Tages funktioniert haben und für die Sie dankbar sind. Trainieren Sie sich so im positiven Denken.

Frühstück

Sicher haben Sie schon ein Rezept vorbereitet und auf die gesunde Zusammensetzung der Nahrung Wert gelegt. Achten Sie darauf, dass Sie beim Zubereiten nicht abgelenkt werden. Vermeiden Sie das Internet und Ihr Smartphone und bereiten Sie das Essen in Stille zu.

Versuchen Sie bei der Zubereitung, mit allen Sinnen dabei zu sein. Schauen Sie zunächst die Zutaten an und riechen Sie daran. Wie fühlt es sich an, wenn Sie zum Beispiel Obst oder Gemüse waschen und klein schneiden? Checken Sie Ihr Hungergefühl und passen Sie die Portionsgröße entsprechend an.

Lassen Sie sich beim Essen Zeit, mindestens 20 Minuten, denn erst dann setzt das Sättigungsgefühl ein. Vielleicht stellen Sie sich einen Timer. Starten Sie mit Dankbarkeit, vielleicht mit einem kleinen Gebet.

Achten Sie beim Kauen auf die Konsistenz der Nahrung und auf den Geschmack. Nicht schlingen! Auch wenn es lecker ist. Während Sie essen, können Sie sich fragen, ob Sie nur essen, weil es jetzt Frühstückszeit ist oder ob Sie wirklich Hunger haben. Wo sind Sie mit Ihren Gedanken beim Essen? Wieso haben Sie dieses Rezept gewählt? Schmeckt es Ihnen wirklich? Oder haben Sie es nur aus diesem Buch übernommen, weil es sich gut anhörte oder gut aussah? Und das Trinken nicht vergessen!

Identifizieren Sie den Moment, ab dem Sie keinen Hunger mehr haben bzw. das Gefühl, dass der Magen zu Zweidritteln voll ist. Versuchen Sie, den Unterschied zwischen Fülle des Magens und Sättigung zu erkennen. Bringen Sie zum Ende noch einmal Dankbarkeit zum Ausdruck.

Früchte-Smoothie-Bowl

1 Person
10 Min.

....

1 kleine Banane
25 ml Kefir oder Buttermilch
2 EL Haferflocken
1 TL Kakaopulver
75 g Galia- oder Honigmelone
25 g gemischte Beeren

Banane schälen und in Stücke schneiden. Mit Kefir, Haferflocken, Kakaopulver und Melone in einem Standmixer fein pürieren. —— In eine Schale füllen. Mit den frischen Beeren bestreut servieren.

TIPP: Ist gerade keine Saison für Melone, können Sie auch tiefgekühlte Himbeeren pürieren und die Smoothie-Bowl mit Äpfeln verfeinern.

VARIANTE: Streuen Sie Leinsamen über die Bowl und tauschen Sie das Kakaopulver durch Kakao-Nibs aus, die Sie über die Beeren geben.

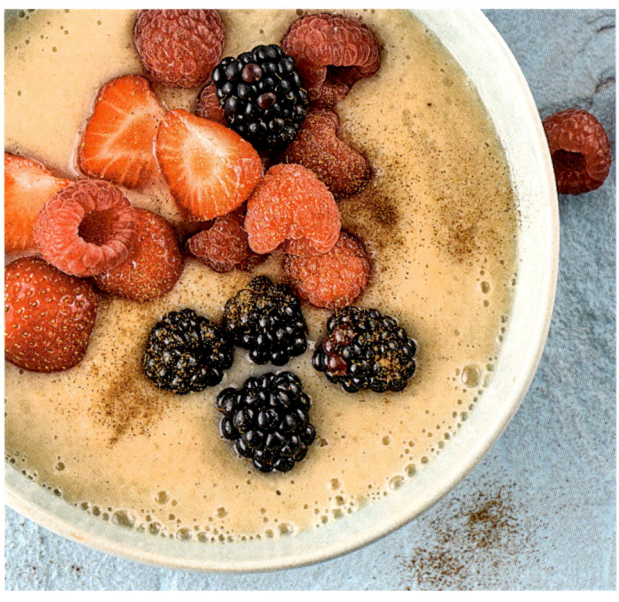

Chia-Quark-Brötchen

Backofen auf 180 Grad (Umluft 160 Grad) vorheizen. —— Mehle und Chiasamen mit Backpulver und Salz in einer Schüssel vermischen. Honig, Magerquark, Öl und Ei zugeben und zu einem glatten Teig kneten. —— Mit angefeuchteten Händen Brötchen formen und mit einem Küchenmesser kreuzweise einschneiden. Brötchen auf ein mit Backpapier ausgelegtes Backblech legen und ca. 20–30 Min. backen. —— Brötchen mit einem Aufstrich oder Kräuterbutter genießen.

TIPPS: Die Brötchen brauchen etwas Zeit. Backen Sie diese deshalb am Tag vorher. Sie lassen sich auch gut einfrieren.

5 Brötchen

20 Min. + 20–30 Min. Backzeit

. . . .

150 g Dinkelmehl, Type 603

100 g Dinkelvollkornmehl

2 EL Chiasamen

1 TL Backpulver

½ TL Salz

1 TL Honig

250 g Magerquark

1 EL neutrales Öl

1 Ei

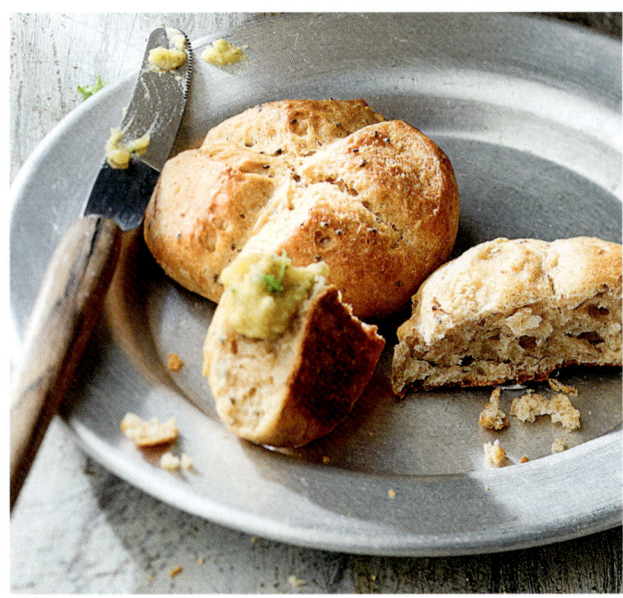

Gleichmut – neutrale Akzeptanz

Meditation

Wie immer meditieren Sie zuerst im Sitzen und dann im Gehen.

Sitzmeditation

In der Sitzmeditation starten Sie, wie Sie es gewohnt sind. Später achten Sie besonders auf Ihren Körper und Ihre Körperempfindungen.

- Stellen Sie Ihren Timer auf 15, 30 oder 45 Minuten.
- Sitzen Sie aufrecht, »ruckeln« Sie sich zurecht, von rechts nach links, bis Sie in der Mitte angekommen sind. Lassen Sie körperliche Anspannungen los, soweit das geht.
- Dann konzentrieren Sie sich auf Ihren Atem. Achten Sie auf die Atembewegungen im Körper, auf die Bauchdecke, die sich mit der Atmung hebt und senkt, oder auf den Brustkorb und die Schultern, die sich leicht mitbewegen.
- Richten Sie die Aufmerksamkeit auch auf den Rücken und die Rückseite vom Körper und im Verlauf auf die Seiten des Brustkorbs, wie er sich seitlich ausdehnt und zusammenzieht. Wenn Sie eine gute Körperwahrnehmung haben, spüren Sie vielleicht auch die Bewegung des Zwerchfells. Bleiben Sie lange bei diesen Empfindungen.
- Falls ablenkende Gedanken auftauchen, nehmen Sie sie zur Kenntnis und geben ihnen ein Label, ein Wort, das den Gedanken beschreibt, und schieben Sie ihn weg. Versuchen Sie, sich wieder auf Ihren Atem zu konzentrieren.
- Wenn der Timer klingelt, beenden Sie die Sitzung.
- Denken Sie daran, den Übergang von der Sitz- zur Gehmeditation bewusst zu machen.

Gehmeditation

In der Gehmeditation üben Sie sich dieses Mal in Gleichmut. Gleichmut bedeutet unter anderem, dass man Dinge so lässt, wie sie sind. Sie versuchen also nicht, irgendetwas zu verändern, sondern betrachten alles mit so viel Akzeptanz wie möglich. Dazu gehören zum Beispiel Schmerzen im Körper, aber auch Gedanken und Gefühle. Sie müssen also Ihre Aufmerksamkeit etwas splitten.

- Stellen Sie Ihren Timer auf 10 Minuten und begeben Sie sich zu Ihrer Gehstrecke.
- Beginnen Sie und setzen Sie Schritt für Schritt, langsam und bewusst, so wie es für Sie am angenehmsten ist. Sie kennen inzwischen diverse Variationen der Gehmeditation. Sie können also nur auf die Bewegung achten oder auf den Atem oder auf die Kombination von beidem.
- Nun achten Sie aber auch noch darauf, ob Sie etwas stört und ob Sie etwas verändern möchten. Ist da zum Beispiel ein Gedanke, der sich aufdrängt und der Sie stört? Oder gibt es ein Gefühl, das Ihnen gerade nicht passt? Vielleicht auch eine unangenehme Körperempfindung, ein Druck, ein Schmerz?
- Üben Sie sich in der reinen Betrachtung, ohne zu reagieren, und gehen Sie weiter. Nehmen Sie den Gedanken nur zur Kenntnis, Sie können ihn auch benennen, aber befassen Sie sich nicht damit.
- So gehen Sie immer weiter, bis der Timer ertönt.

Yoga: Erdung und Entspannung

Im Mittelpunkt stehen heute Erdung, Balance und Gelassenheit. Wie gehen Sie damit um, wenn Ihnen eine Übung nicht gelingt? Wenn Sie zum Beispiel ständig umkippen oder aus der Position herausfallen? Um bei sich und stabil zu bleiben, brauchen Sie ein gutes Fundament. Konzentration und Fokus auf das Wesentliche bilden dabei einige der Grundpfeiler.

1 **SONNENGRUSS:** Beginnen Sie mit 1–3 Runden des Sonnengrußes (Seite 47), um den Körper aufzuwärmen. Alternativ können Sie ein paar Runden Katze–Kuh (Seite 68) üben.

2 **BAUM MIT SEITNEIGE:** Verlagern Sie im hüftweiten Stand Ihr Gewicht auf rechts, heben Sie den linken Fuß und setzen Sie ihn an der Innenseite der Wade oder des Oberschenkels ab. Verwurzeln Sie sich über das Standbein im Boden und streben Sie aus der Taille nach oben, dabei strecken Sie die Flanken lang. Heben Sie einatmend beide Arme über die Seiten nach oben und öffnen Sie sie wie ein V, die Schulterblätter ziehen Sie tief. Ziehen Sie Ihre Sitzbeinknochen zueinander, um Ihr Becken aufzurichten. Ausatmend legen Sie den linken Handrücken auf dem linken Oberschenkel ab und neigen sich sanft zur Seite. 5 Atemzüge halten. Einatmend richten Sie sich zurück zur Mitte auf, dann Seite wechseln.
Tipp: Wenn es Ihnen zu wacklig wird, einfach mit dem Oberkörper in der Mitte bleiben.
Wirkung: Fordert Gleichgewicht und Balance heraus. Kräftigt die Bein- und Rumpfmuskulatur.

3 **SONNENGRUSS:** Fügen Sie einen Sonnengruß (Seite 47) bis zur Kobra ein. 5 Atemzüge halten und in den Stand nach vorn laufen.

1 *Sonnengruß*
(Seite 47)

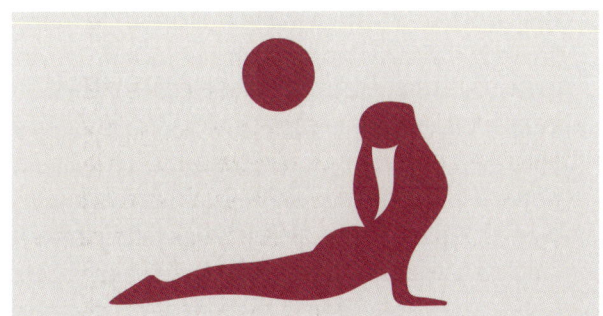

2 *Baum mit Seitneige*

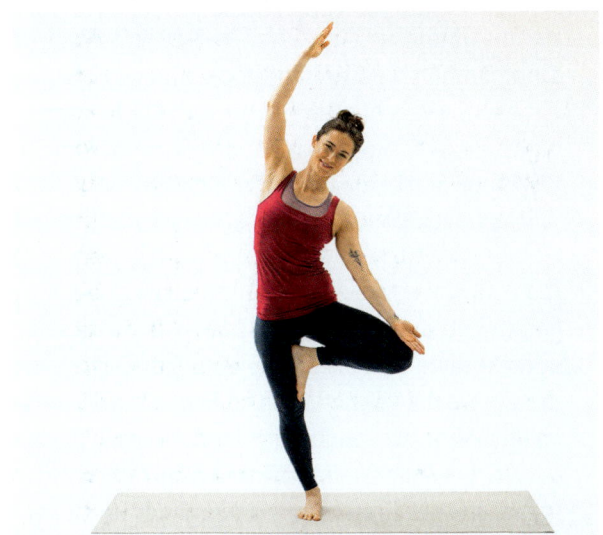

3 *Sonnengruß*
(Seite 47)

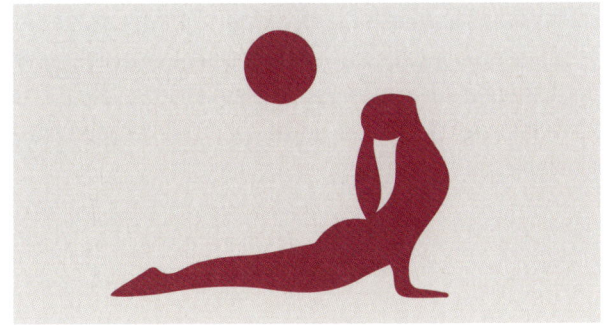

Gleichmut – neutrale Akzeptanz

4 KRIEGER 2: Drehen Sie sich aus dem hüftweiten Stand mit einem großen Schritt zur langen Mattenseite auf. Der vordere Fuß zeigt 90° nach vorn, der hintere seitlich quer zur Mattenkante. Beugen Sie das vordere Knie, rotieren Sie den Oberschenkel nach außen und richten Sie das Knie über dem Fußgelenk aus. Strecken Sie einatmend beide Arme auf Schulterhöhe zur Seite aus. Blicken Sie über den vorderen Mittelfinger nach vorn. Entspannen Sie die Schultern und richten Sie das Becken auf: Verlängern Sie das Kreuzbein zum Boden und heben Sie Ihr Schambein zum Nabel. Ziehen Sie Ihre Sitzbeinhöcker zueinander und vor zum Schambein, um Ihr Becken aufzurichten. 5 Atemzüge halten, dann direkt weiter mit Übung 5.
Tipp: Drehen Sie die Handflächen nach oben und beugen Sie leicht die Ellbogen, wenn die Schultern- und Nackenpartie fest wird. Strecken Sie dann aus den Handgelenken die Arme wieder.
Wirkung: Stärkt die Kraft und Konzentration. Kräftigt die Beine und mobilisiert den Schulterbereich.

5 DREIECK: Strecken Sie im Krieger 2 das vordere Bein. Schieben Sie einatmend den Oberkörper über das vordere Bein zur Seite heraus, bis es nicht mehr weitergeht. Senken Sie ausatmend den Oberkörper ab und drehen Sie ihn seitlich nach oben auf. Legen Sie den unteren Handrücken an der Wade ab – nicht abstützen! Halten Sie den Kopf in Verlängerung der Wirbelsäule, ziehen Sie den Nabel nach innen und holen Sie die Stabilität aus der Kraft der Beine und der Körpermitte. 5 Atemzüge halten. Blicken Sie ausatmend zum Boden und richten Sie sich einatmend auf. Führen Sie die Übungen 4 und 5 auf der anderen Seite aus.
Tipp: Drehen Sie Ihren Oberkörper aus der Brustwirbelsäule zur Seite auf. Schieben Sie die oberen Rippen zurück und die unteren vor.
Wirkung: Öffnet Schultern und Oberkörper, stärkt die Körpermitte, die Beine und die Füße.

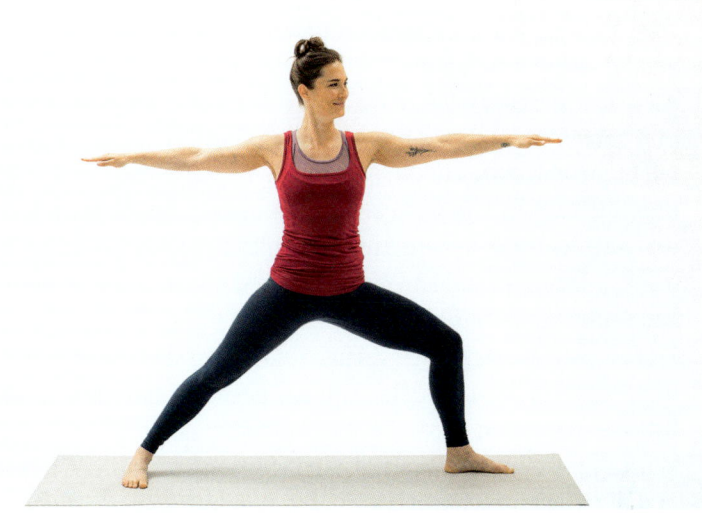

4 Krieger 2

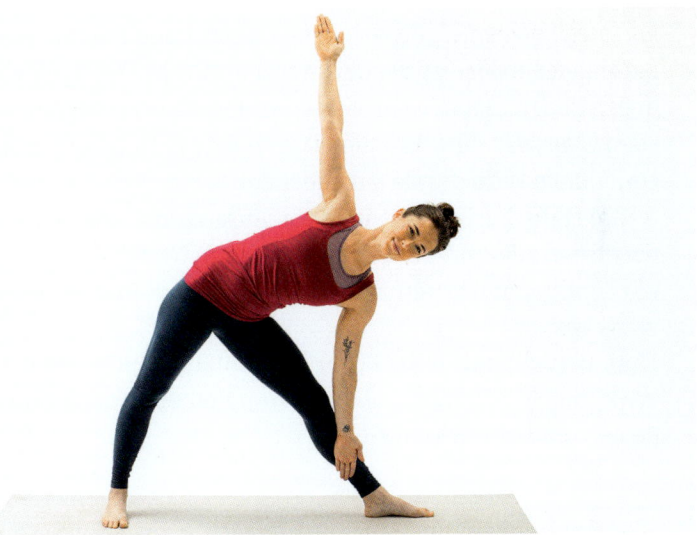

5 Dreieck

Gleichmut – neutrale Akzeptanz

6 STEHENDE GRÄTSCHE MIT TWIST: In einer weiten Grätsche stellen Sie die Fußkanten parallel und beugen die Knie leicht. Setzen Sie die Hände an die Taille. Heben Sie einatmend das Brustbein an. Ausatmend beugen Sie sich aus der Hüfte mit langem Rücken nach vorn und setzen die Hände unterhalb der Schultern auf. Verteilen Sie Ihr Gewicht gleichmäßig auf die Fußsohlen. Legen Sie Ihre rechte Hand an den unteren Rücken, die linke setzen Sie unterhalb der Nasenspitze am Boden auf. Strecken Sie einatmend den Oberkörper über den Scheitel und das Kreuzbein in die Länge und drehen Sie ausatmend den Oberkörper zur Seite auf. 5 Atemzüge halten, dann Seite wechseln.
Tipp: Wenn Sie sich nach rechts aufdrehen, schieben Sie Ihre Hüfte minimal nach links, damit Sie nicht das Becken mit drehen, sondern nur im Brustkorb twisten.
Wirkung: Dehnt und kräftigt die Beine, entlastet die Wirbelsäule. Erdet und aktiviert.

7 PYRAMIDE: Treten Sie aus dem hüftweiten Stand mit links einen Schritt zurück. Drehen Sie die hintere Ferse ca. 45° ein, sodass beide Hüftknochen nach vorn zeigen. Greifen Sie mit den Händen den gegenüberliegenden Ellbogen hinter dem Rücken. Drücken Sie die hintere Ferse fest in den Boden und beugen Sie das vordere Knie leicht. Ausatmend neigen Sie sich aus der Hüfte mit dem Oberkörper nach vorn. Verlängern Sie einatmend die Wirbelsäule lang über den Scheitel nach vorn, ziehen Sie die rechte Hüfte zurück, die linke vor. Ausatmend senken Sie den Oberkörper zum vorderen Bein ab und halten den Nacken lang. 5 Atemzüge halten. Einatmend richten Sie sich mit geradem Rücken wieder auf. Seite wechseln.
Tipp: Verwurzeln Sie sich über den hinteren Fuß im Boden.
Wirkung: Schafft Raum im Brustkorb und Becken. Dehnt und stärkt die Beine, öffnet die Schultern.

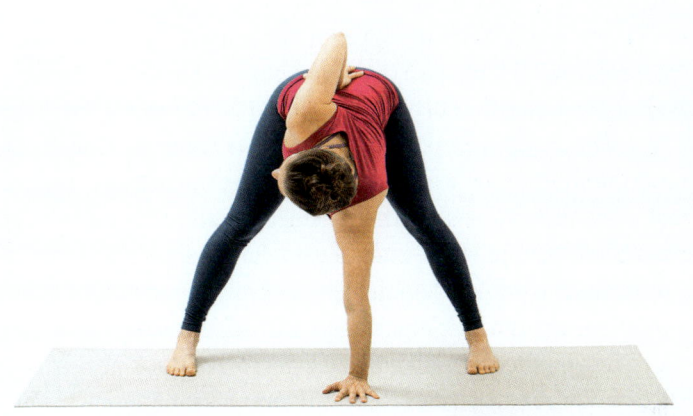

6 Stehende Grätsche mit Twist

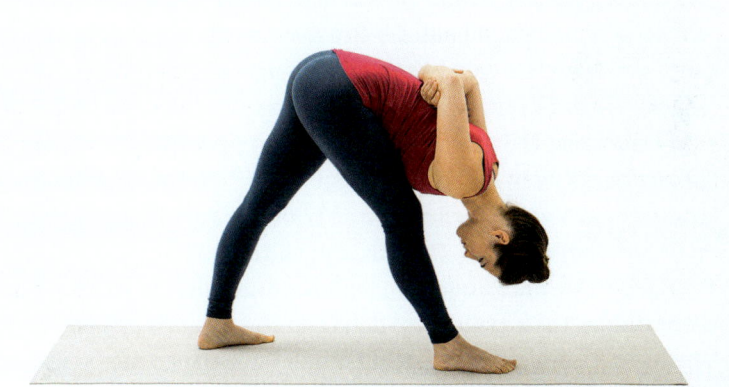

7 Pyramide

Gleichmut – neutrale Akzeptanz

8 **GEDREHTES DREIECK:** Treten Sie aus dem hüftweiten Stand einen Schritt zurück und drehen Sie dabei die hintere Ferse leicht nach innen, während Sie die Hüfte nach vorn ausrichten. Setzen Sie die rechte Hand flach am unteren Rücken auf. Strecken Sie den linken Arm einatmend lang nach oben und beugen Sie sich ausatmend aus der Hüfte mit dem Oberkörper nach vorn. Platzieren Sie die Fingerspitzen der linken Hand unterhalb der linken Schulter am Boden. Längen Sie einatmend über die Krone des Kopfes die Wirbelsäule und drehen Sie sich ausatmend aus der Brustwirbelsäule zur rechten Seite auf. Schieben Sie die rechte Hüfte zurück und die linke vor. 5 Atemzüge halten. Ausatmend kommen Sie zurück zur Mitte, setzen die Hände an die Taille und richten sich einatmend auf. Seite wechseln.
Tipp: Setzen Sie Ihre linke Hand auf einem Block ab, um mehr Länge im Oberkörper zu erreichen.
Wirkung: Zentriert, erdet und kräftigt. Öffnet und vitalisiert gleichzeitig.

9 **SONNENGRUSS:** Fließen Sie durch einen Sonnengruß (Seite 47) und legen Sie sich in Bauchlage.

10 **KOBRA:** Setzen Sie die Hände neben dem Brustkorb auf und richten Sie sich einatmend aus der Brustwirbelsäule mit dem Oberkörper sanft auf. Halten Sie den Kopf in Verlängerung der Wirbelsäule. Verlängern Sie das Kreuzbein zu den Fersen und rollen Sie Ihr Schambein zum Nabel ein. Halten Sie das Becken am Boden und drücken Sie die Fußrücken aktiv in den Boden. Rotieren Sie die Innenseiten der Oberschenkel nach oben. Ziehen Sie die Ellbogen zurück und halten Sie sie dicht am Oberkörper. 5–8 Atemzüge halten.
Tipp: Lösen Sie die Hände vom Boden, um zu spüren, wie stark Ihre Rückenmuskulatur arbeitet, um den Oberkörper aufzurichten.
Wirkung: Energie pur! Vitalisiert und hebt die Laune. Stärkt die Rückenmuskulatur und mobilisiert die Brustwirbelsäule.

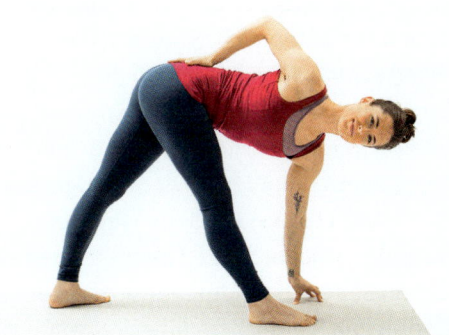

8 Gedrehtes Dreieck

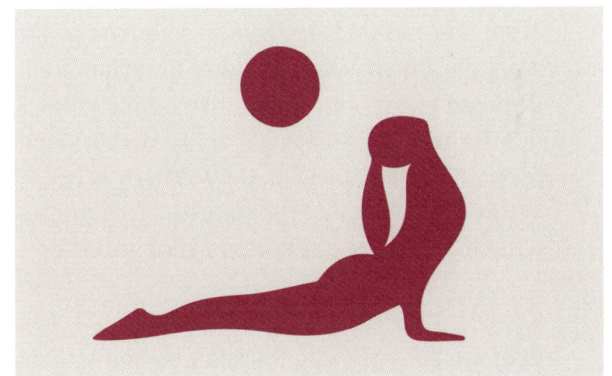

9 Sonnengruß
(Seite 47)

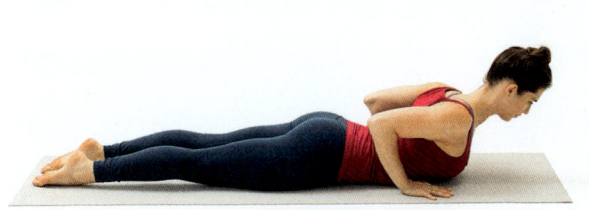

10 Kobra

11 HALTUNG DES KINDES MIT GESTRECKTEN ARMEN: Öffnen Sie im Vierfüßlerstand die Knie mattenweit, die Zehen berühren sich. Schieben Sie den Po zurück auf die Fersen und legen Sie die Stirn am Boden ab.

Strecken Sie die Arme lang nach vorn und öffnen Sie sie schulterweit. Entspannen Sie Ihre Schultern. Atmen Sie in die gesamte Rückseite Ihres Körpers, vor allem in den Lendenbereich. Halten Sie die Position für 5–15 Atemzüge, dann Seite wechseln.

Variante: Fädeln Sie den rechten Arm unter der linken Achselhöhle zur linken Seite durch, um die Wirbelsäule noch mehr zu entlasten. Ihren Kopf legen Sie seitlich mit der Schläfe am Boden oder auf einer gefalteten Decke ab.

Tipp: Die Position des KIndes können Sie immer dann einnehmen, wenn Sie einen Moment Pause brauchen und der Alltag wenig Möglichkeiten lässt, neu aufzutanken. Falls es für Sie erholsamer ist, können Sie auch die Knie enger zusammenbringen und die Arme lang neben den Körper ablegen. 3–5 Minuten in der Position bleiben.

Wirkung: Ruhe und Erholung. Rückzug pur. Löst Anspannung, vor allem die Rückseite des Körpers wird entlastet.

12 ENDENTSPANNUNG: Rollen Sie sich einatmend langsam über die Seite auf den Rücken und kommen Sie zur Endentspannung (Seite 54).

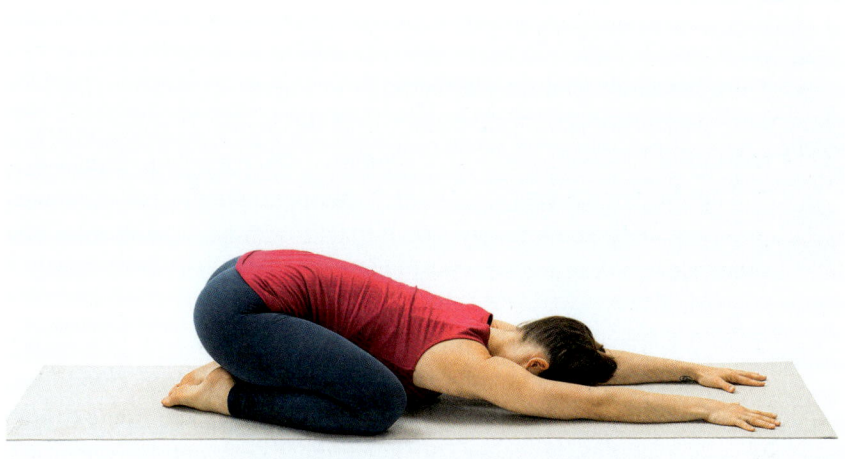

11 Haltung des Kindes mit gestreckten Armen

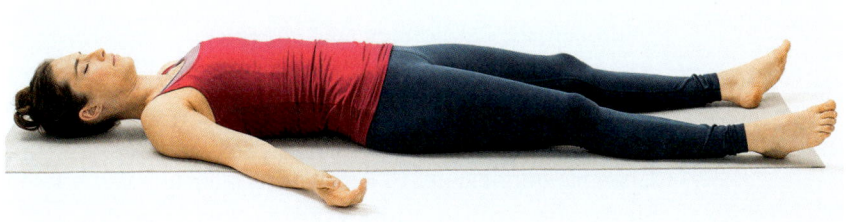

12 Endentspannung

Die Bienensumm-Atmung: Brahmari Pranayam

Bienensummen ist die beste Methode, um Stress abzubauen, und perfekt, wenn Ihre Nerven überreizt sind. Sie lenken darüber die Aufmerksamkeit nach innen und stimulieren den Parasympathikus, den Teil des Nervensystems, der für die Erholung zuständig ist – Entspannung auf allen Ebenen. Außerdem macht Brahmari gute Laune. Die Bienensumm-Atmung ist wie ein kleines Kurzretreat für Sie allein.

- Kommen Sie in die einfache Sitzposition mit gekreuzten Beinen. Richten Sie Ihre Wirbelsäule lang und gerade auf. Verschließen Sie mit Ihren Fingern die Öffnungen Ihres Kopfes: Legen Sie Ihre Zeigefinger sanft auf die Augen, die Mittelfinger an die Nasenflügel, die Ringfinger liegen oberhalb der Oberlippe, die kleinen Finger unterhalb der Unterlippe. Mit den Daumen verschließen Sie die Ohren. Drücken Sie mit den Mittelfingern nur zart gegen die Nasenlöcher, da Sie durch die Nase einatmen.
- Ist Ihnen das zu viel Gewusel im Gesicht, können Sie auch ausschließlich mit den Daumen oder den Zeigefingern die Ohren verschließen. Oder Sie legen direkt Ihre Hände auf den Oberschenkeln ab.
- Atmen Sie durch beide Nasenlöcher ein und brummend wie ein Bienenschwarm wieder aus (als würden Sie ein tiefes Mmmmmmmm tönen). Die Lippen bleiben sanft geschlossen, die Zahnreihen sind voneinander gelöst.
- Dieses Brummen lässt Kopf und Körper vibrieren und löst Anspannung auf. Wird Ihnen das Brummen zu laut, lassen Sie die Hände sinken und summen so einfach weiter.
- Üben Sie mindestens 10 Runden, gern auch länger. Lassen Sie den Atem dabei natürlich fließen. Spüren Sie dem Klang und der Wirkung der Brahmari-Atmung nach.

Philosophische Gedanken

Der heutige Koan lautet folgendermaßen:

> —— Ein Mönch fragte einmal den Meister Nan-yin: »Was ist das Besondere an deiner Lehre?« Nan-yin antwortete: »Im Herbst ernten wir; im Winter lagern wir ein.« Ein anderer Mönch fragte Nan-yin: »Was ist der Weg?« Nan-Yin antwortete: »Ein Drachen fliegt über den weiten Himmel; nichts bleibt dort zurück.« ——

Lesen Sie den Koan ein paar Mal. Lassen Sie ihn auf sich wirken und nehmen Sie ihn mit in den Tag. Denken Sie mehrmals zwischendurch darüber nach. Finden Sie selbst eine Antwort für sich. Stellen Sie sich dieselben Fragen: Was ist das Besondere an Buddhas Lehre? Was ist der Weg? Was ist Ihr persönlicher Weg? Die Lösung kommt nicht gleich. Sie wird sich im Verlauf auch ändern. Haben Sie Geduld.

Vielleicht fällt Ihnen der Koan im Laufe der Woche in einem ganz anderen Zusammenhang wieder ein. Dann dürfen Sie ihn gern wieder aufgreifen. Sie können ihn auch in die Sitzmeditation mitnehmen oder beim Gehen darüber »nachdenken«.

Meditation

Die folgende Sitzmeditation fokussiert auf die Hindernisse, die Gehmeditation auf das Ankommen in der Gegenwart.

Sitzmeditation

Achten Sie bei der Sitzmeditation auf die beiden Hindernisse: Trägheit, Müdigkeit und Unruhe, Überdrehtheit. Es kann sein, dass Sie während des Sitzens unruhig sind und nicht in die Stille finden. Vielleicht rasen die Gedanken und Sie fühlen sich unter Strom. Oder Sie sind kurz vor dem Einschlafen. Diese beiden Zustände sind das Oberthema unserer heutigen Meditation. Vielleicht tauchen die beiden Hindernisse auch gar nicht auf. Dann ist es auch gut.

- Stellen Sie Ihren Timer auf 15, 30 oder 45 Minuten und setzen Sie sich in Ihre Meditationsecke. »Ruckeln« Sie sich zurecht.
- Zunächst achten Sie auf den Atem und/oder Ihre Körperempfindungen. Dann beobachten Sie, ob ein Hindernis auftaucht (Unruhe oder Müdigkeit). Wenn nicht, ist es auch gut, dann meditieren Sie einfach weiter mit dem Atem oder den Körperempfindungen.
- Wenn im Verlauf Müdigkeit auftaucht, richten Sie Ihren Körper noch einmal bewusst kerzengerade auf. Reiben Sie sich am Ohrläppchen. Nehmen Sie einen tiefen, übertriebenen Atemzug und öffnen Sie die Augen, um wieder wacher zu werden. Falls Sie immer noch müde sind, müssen Sie aufstehen und im Stehen zu Ende meditieren.
- Ein anderer Trick ist, die Energie nach oben zu heben. Dazu konzentrieren Sie sich auf die Nasenspitze oder den Punkt zwischen den Augen.
- Bei Unruhe können Sie versuchen, diese zunächst einmal zu bemerken. Bei geistiger Unruhe ist auch der Körper unruhig und angespannt. Scannen Sie also durch den Körper und lassen Sie muskuläre Anspannung los. Die Energie muss nach unten. Dazu müssen Sie die Atmung mehr im Bauchbereich spüren. Konzentrieren Sie sich also auf die Bauchatmung.

- Wenn die Gedanken weiter rasen, tun Sie so, als ob Sie einen Schritt zurücktreten könnten. Halten Sie Abstand von den Gedanken und versuchen Sie, sie loszulassen.
- Lassen Sie die Meditation langsam ausklingen und stellen Sie sich auf die anschließende Gehmeditation ein.
- Machen Sie den Übergang zum Aufstehen langsam und bewusst.

Gehmeditation

In der Gehmeditation üben Sie sich im Ankommen in der Gegenwart. Ziel ist es, möglichst viel im »Hier und Jetzt« zu sein. Der Geist soll sich mithilfe des Gehens darauf konzentrieren, was jetzt gerade passiert, und sich nicht in Fantasien über die Zukunft oder Erinnerungen an die Vergangenheit verlieren. Versuchen Sie, Ruhe und Stille im gegenwärtigen Augenblick zu erleben.

Beim achtsamen Gehen sind Körper und Geist nicht sehr getrennt, anders als im Alltag. Deswegen kann man die Gehmeditation so gut in den Alltag einfließen lassen und jeden Gang bewusstmachen, um so den Geist zu »zähmen«. Mit jedem Schritt kommen Sie also im Hier und Jetzt an. Machen Sie sich das bewusst. Jeder Schritt gibt Ihnen die Möglichkeit, neu in die Gegenwart einzutauchen.

- Starten Sie so, wie Sie es kennen, und achten Sie auf Ihre Schritte. Gehen Sie langsam und achtsam.
- Wenn Sie mögen, können Sie sich abwechselnd mit den Schritten diese Sätze innerlich vorsagen:
  - Ich bin angekommen (ein Schritt),
  - im Hier und Jetzt (der andere Schritt).
  - Ich bin angekommen (ein Schritt) usw.
- Irgendwann können Sie die Sätze dann weglassen und in Stille und Frieden einfach weitergehen.

Rettich-Grapefruit-Salat

1 Person
20 Min.

....

½ *kleiner Rettich*
25 g *Feldsalat*
½ *Bio-Grapefruit*
½ TL *Senfsamen*
1½ EL *Olivenöl*
½ TL *Honig*
½ *Kästchen Gartenkresse*
Salz
Pfeffer
1 *Scheibe fein gemahlenes Vollkornbrot*
1 *Prise Thymian (getrocknet)*

Rettich schälen, in Scheiben hobeln. Feldsalat waschen, trocken schütteln. Grapefruitschale wegschneiden, Filets aus den Trennhäuten schneiden, Saft auffangen. Rettich, Feldsalat und Filets vermengen. —— Senf im Mörser zermahlen, mit Saft, 1 EL Olivenöl und Honig vermischen. Kresse waschen und dazugeben. Mit Salz und Pfeffer würzen. Salatzutaten mit der Soße vermengen. —— Vollkornbrot würfeln, ½ EL Olivenöl erhitzen, Brot darin anrösten, mit Thymian würzen. Salat mit den Croutons bestreut genießen.

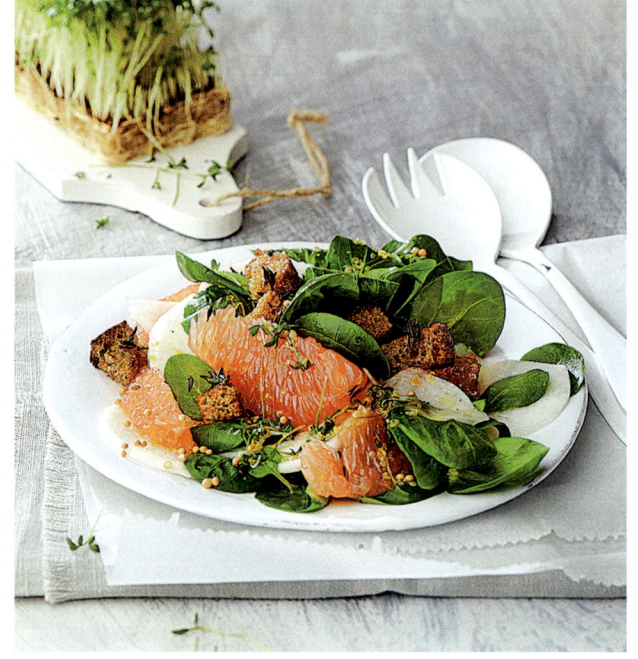

Auberginen-Süßkartoffel-Lasagne

Backofen auf 200 Grad (Umluft 180 Grad) vorheizen. Linsen mit der doppelten Menge Wasser in ca. 20 Min. weich garen. Aubergine und Süßkartoffel putzen und waschen. Kartoffel schälen. Kartoffel und Aubergine längs in dünne Scheiben schneiden. Kartoffel- und Auberginenscheiben auf einem Backblech ca. 10 Min. backen. —— Lauch putzen, waschen und in feine Ringe schneiden. Knoblauch schälen und hacken. Tomate putzen, waschen und in Stücke schneiden. Rosmarin waschen und hacken. —— ½ EL Öl in einer Pfanne erhitzen. Lauch und Knoblauch darin andünsten. Frische Tomate zugeben und mitdünsten. Dosentomaten zugeben und ca. 10 Min. garen. Linsen zugeben und mit Salz, Pfeffer und Rosmarin würzen. —— Auberginen- und Süßkartoffelscheiben wie Lasagneblätter in eine Auflaufform schichten. Darauf immer wieder Linsensauce geben und mit der Sauce enden. Schafskäse in Würfel schneiden und darübergeben. Ca. 30 Min. backen.

VARIANTE: Sie können die Lasagne auch mit Zucchini statt Auberginen und Bohnen statt Linsen zubereiten.

1 Person

50 Min. + 30 Min. Backzeit

. . . .

25 g Paradina-Linsen

½ Aubergine

1 Süßkartoffel

½ Stange Lauch

1 kleine Knoblauchzehe

1 Tomate

½ Dose Tomaten

1 Zweig Rosmarin

1 EL Olivenöl

Salz

Pfeffer

50 g fettarmer Schafskäse

Mittagessen

Bevor Sie beginnen, stellen Sie sich ein paar Fragen. Spüren Sie in sich hinein und folgen Sie Ihrer Intuition. Worauf haben Sie jetzt wirklich Appetit? Egal, welche wissenschaftliche Theorie Sie erst neulich gehört haben, was gesund sein soll. Was sagt Ihnen Ihr Körper? Was würde jetzt passen? Wir machen zwar Vorschläge, aber wonach ist Ihnen wirklich zumute?

Damit kommen wir zu dem großen Thema »emotionales Essen« – essen, um die eigene Stimmung zu verändern, zum Beispiel, weil man traurig oder ärgerlich ist oder unter Stress steht. Man isst dann als Ventil und nicht, weil man wirklich hungrig ist. Man hat zwar schon Hunger, aber es ist eher ein emotionaler Hunger. Sie wollen dann den Hunger Ihres Herzens stillen.

Das könnten Sie aber möglicherweise auch durch Zeit mit Ihren Freunden, einen Spaziergang in der Natur, Zeit mit Ihrem Haustier, Zeit im Garten, Musik hören oder das Malen eines Bildes erreichen. Überlegen Sie, was für Sie passt. Im besten Fall ist der »Hunger« dann durch diese angenehmen Aktivitäten verschwunden.

Checken Sie daher aus Interesse jetzt auch Ihre Stimmung und Laune. Gehen Sie sicher, dass Sie nicht essen, um Angespanntheit oder ein nicht so gutes Gefühl zu kompensieren. Essen Sie nur, weil Ihnen auch wirklich danach ist. Halten Sie sich ansonsten an die Vorschläge, die Sie schon aus dem Buch kennen. Beim Abendessen werden wir noch einmal auf den Herzhunger zurückkommen.

Meditation mit Imagination

Zum Ausprobieren stellen wir Ihnen jetzt einige Bilder vor, die Sie mit der Atmung kombinieren können. Experimentieren Sie damit und haben Sie Spaß!

- Setzen Sie sich auf Ihr Meditationskissen und bringen Sie sich in Position. Atmen Sie bewusst und achtsam.
- Stellen Sie sich vor, dass Sie an einem Strand sitzen. Diese Übung kennen Sie schon. Bei der Einatmung rollt eine Welle an den Strand. Bei der Ausatmung rollt sie ins Meer zurück. Spielen Sie mit diesem Bild.
- Versuchen Sie dann, sich eine Wolke am Himmel vorzustellen. Bei der Einatmung wird sie größer und wächst, bei der Ausatmung zieht sie sich zusammen und wird wieder kleiner.
- Ein anderes Bild ist eine angenehme positiv besetzte Farbe bei der Einatmung, die zum Beispiel für Frieden und Glück steht, und eine eher etwas dunklere Farbe für die Ausatmung, die Stress symbolisiert. Sie atmen also etwas Positives ein und etwas Negatives aus.
- Sie können auch Worte dafür verwenden: Einatmung – Entspannung, Freude. Ausatmung – Stress, Ärger usw.
- Oder Sie stellen sich bei der Einatmung ein helles Licht vor und bei der Ausatmung eine dunkle Wolke.
- Als letztes Bild stellen Sie sich einen Luftballon im Bauch vor, der mit der Einatmung größer wird und sich mit der Ausatmung wieder zusammenzieht.
- Experimentieren Sie mit den verschiedenen Bildern und bleiben Sie zum Schluss bei der Übung, die Ihnen am besten gefällt.

Kreative Achtsamkeit

Malen ist nicht nur etwas für Kinder und Künstler, sondern es ist eine Möglichkeit, sich zu beruhigen und zu sammeln – es reduziert Anspannung und Stress. Zum Malen müssen Sie sich konzentrieren, sich überlegen, wie Sie vorgehen. Dadurch sind Sie weniger abgelenkt, sie entschleunigen. Manchmal kommen Sie auch in den sogenannten »Flow«. Sie sind dann weder gelangweilt noch überfordert, sondern gehen völlig in der Aufgabe auf. Sie malen »vor sich hin« und merken gar nicht, wie die Zeit vergeht. Genießen Sie die Ruhe und schließlich Ihr Kunstwerk. Wenn Sie keine Ideen haben, was Sie malen könnten, fangen Sie vielleicht mit einem Malbuch für Erwachsene an, um erst einmal wieder in das Malen hineinzukommen.

Dieselben Prinzipien gelten auch für jegliche Art von Handarbeit. Sie könnten stricken, nähen, häkeln, Perlen sticken, Schmuck anfertigen, Origami machen, puzzeln, Kalligraphien anfertigen usw. Bei diesen Tätigkeiten schaffen Sie eine Verbindung zwischen der Körperempfindung, den Sinneseindrücken, der Konzentration und der Kreativität. Trotzdem sind die Aufgaben nicht übermäßig schwierig, aber auch nicht langweilig – die perfekte Mischung aus Achtsamkeit und Entspannung.

Freizeit

Jetzt habe Sie Freizeit. Sie können sich eine schöne Tasse Tee zubereiten, sich Notizen machen, spazieren gehen oder ein Mittagsschläfchen halten. Wenn Sie etwas lesen, sollte es etwas Inspirierendes sein, zum Beispiel etwas, das mit Meditation zu tun hat, Lehrgeschichten, Lyrik oder Biografien von geistigen Vorbildern. Vorschläge finden Sie im Kapitel »Tipps für das Selbststudium« (Seite 18) oder im Serviceteil (Seite 237). Vermeiden Sie Nachrichten, das Internet und Fernsehen.

Wichtig ist, dass Sie sich nicht zu sehr ablenken lassen und nicht aus dem Retreat-Modus »rausrutschen«. Die Betonung liegt darauf, dass Sie sich etwas Gutes tun.

Samu – Achtsame Hausarbeit

Lassen Sie nun die Achtsamkeit in alltägliche Tätigkeiten einfließen. Machen Sie in der nächsten halben Stunde etwas Nützliches im Haus oder in der Wohnung. Räumen Sie auf, saugen Sie Staub, spülen Sie das Geschirr ab, waschen Sie Kleidung, gießen Sie die Blumen usw.

Die Tätigkeit ist jetzt das Meditationsobjekt. Wichtig ist es, bei der Sache zu bleiben und sich möglichst wenig ablenken zu lassen. Lassen Sie Gedanken in den Hintergrund treten und seien Sie so viel wie möglich bei Ihrer Aufgabe. Üben Sie Gleichmut. Wenn Sie eine Aufgabe nicht mögen und sie Ihnen keinen Spaß macht, dann kämpfen Sie nicht dagegen an. Es ist in Ordnung, wenn Sie dazu gerade keine Lust haben. Wenn Sie eine Aufgabe mögen und sie Ihnen viel Spaß macht, nehmen Sie das auch einfach nur zu Kenntnis. Das ist auch in Ordnung. Heißen Sie jede Erfahrung willkommen. Das ist Gleichmut.

Meditation

Der Tag nähert sich dem Ende. Es folgen wieder Meditationsübungen: erst im Sitzen, dann im Gehen.

Sitzmeditation

Erinnern Sie sich, was Sie Neues im Sitzen kennengelernt und ausprobiert haben? Wie ist es, »gleichmütig« zu sitzen? Gibt es etwas, was Ihnen nicht gefällt und was Sie ändern möchten? Wie ist es, dies einfach auf sich beruhen zu lassen, nicht darauf zu reagieren? Sitzen Sie es sozusagen »aus«, versuchen Sie, das Thema loszulassen.

- Stellen Sie Ihren Timer auf 15, 30 oder 45 Minuten und setzen Sie sich in Ihre Meditationsecke.
- Achten Sie auf Ihre Atmung und die Pausen zwischen den Atemzügen.
- Auftauchende Gedanken werden wie immer mit einem Begriff tituliert und weggeschoben.
- Achten Sie außerdem auf die beiden Hindernisse. Sind Sie müde oder unruhig? Wenden Sie die im Kapitel »Sitzmeditation« (Seite 188) bereits beschriebenen Techniken an, um wieder wach zu werden oder sich zu beruhigen und herunterzufahren.
- Idealerweise sind Sie weder überdreht noch träge oder müde, sondern in der Mitte.
- Denken Sie auch noch einmal über den Koan nach. Was bedeutet es, wenn ein Drache über den Himmel fliegt und nichts zurückbleibt? Folgen Sie Ihrer Intuition, dem, was auftaucht.
- Lassen Sie die Übung ausklingen.
- Stehen Sie dann langsam und bewusst auf.

Gehmeditation

In der letzten Gehmeditation des Tages geht es wieder um die Integration des bisher Gelernten.

- Wenn Sie gehen, achten Sie darauf, mit jedem Schritt in der Gegenwart anzukommen.
- Achten Sie auf die Atmung, den Gehprozess, den Ablauf, die Bewegung der Beine und Füße und beobachten Sie, was noch in der Wahrnehmung auftaucht.
- Machen Sie sich auch die Dreidimensionalität ihres Körpers bewusst. Spüren Sie Ihren Rumpf und den Kopf, wie sie sich durch den Raum bewegen. Die Vorder- und Rückseite des Brustkorbs, die Seiten des Körpers. Machen Sie sich auch den Boden bewusst, der Sie trägt.
- Achten Sie auf die Gegenstände, die an Ihnen vorbeiziehen, während Sie sich durch den Raum bewegen. Möbel, Dekoration, Alltagsutensilien. Versuchen Sie, den Raum um sich herum zu spüren.
- Natürlich können Sie auch andere Elemente einfließen lassen, die Sie von früheren Gehmeditationen kennen.
- Achten Sie auf alles, was Sie gern ändern möchten und was Ihnen während des Gehens nicht gefällt.
- Versuchen Sie dann nicht, die jeweilige Emotion, den Gedanken und/oder das Körpergefühl verändern zu wollen. Sondern gehen Sie gelassen, akzeptierend, gleichmütig weiter, bis die Übung zu Ende ist oder Sie keine Lust mehr haben.

Yoga: Spannungen auflösen

In der abschließenden Yogastunde halten Sie manche der Übungen länger als die sonst üblichen ein bis fünf Atemzüge, damit Sie sich Ihres Atems und Ihres Körpers bewusster werden. Die Hüftöffner und Vorbeugen lösen Spannungen auf und lenken den Blick nach innen.

Wie reagieren Sie auf die Herausforderungen? Können Sie den Stress, der eventuell in und durch die Haltungen entsteht, auflösen und sich über die Atmung tiefer hineinsinken lassen, ohne dabei über Ihre Grenzen zu gehen? Können Sie auch in den Asanas Gleichmut üben?

1 **DOPPELTE TAUBE:** Strecken Sie im Sitz beide Beine lang nach vorn aus. Schieben Sie nun den rechten Fuß unter dem linken Knie so weit zur Seite hindurch, dass das rechte Fußgelenk neben dem linken Oberschenkel herausguckt. Ihren rechten Knöchel, Unterschenkel und das Knie richten Sie auf einer Linie parallel zur kurzen Mattenkante aus. Die linke Ferse platzieren Sie vor dem rechten Knie am Boden, sodass beide Unterschenkel voreinander liegen. Schieben Sie eventuell die Füße weiter nach außen zur Mattenkante. Legen Sie die Hände auf den Oberschenkeln ab, richten Sie Ihren Oberkörper gerade auf und verwurzeln Sie sich über beide Sitzhöcker im Boden. Ausatmend beugen Sie sich mit dem Oberkörper aus der Hüfte heraus lang nach vorn, während Sie die Sitzknochen zurück in den Boden schieben. Mit jeder Einatmung strecken Sie den Rücken lang, mit jeder Ausatmung sinken Sie tiefer in die Haltung hinein. 15 Atemzüge halten, dann Seite wechseln.
Tipp: Kippt Ihr Becken hinter die Sitzhöcker, setzen Sie sich auf eine gefaltete Decke.
Wirkung: Intensive Dehnung der Po-Muskulatur. Die Öffnung der Hüften und Leisten löst Spannungen im unteren Rücken und Beckenbereich.

2 HOCKE: Öffnen Sie im Stand die Beine mattenweit, beugen Sie die Knie und drehen Sie die Fersen etwas nach innen. Neigen Sie den Oberkörper gerade vor, sodass Sie die Fingerspitzen am Boden aufsetzen können. Beugen Sie die Knie etwas stärker und senken Sie langsam das Becken Richtung Boden. Ihre Fersen bleiben flach am Boden. Klappt das nicht, legen Sie sich eine Decke oder die aufgerollte Matte unter die Fersen. Lösen Sie die Finger vom Boden und legen Sie die Handflächen vor dem Herzen aneinander. Schieben Sie die Ellbogen von innen gegen die Knie. Richten Sie einatmend den Oberkörper auf. Ihr Becken sinkt ausatmend schwer Richtung Boden, um den unteren Rücken zu strecken und zu entlasten. 15 Atemzüge halten. Setzen Sie ausatmend Ihre Hände vor sich auf, strecken Sie die Beine und lassen Sie sich einige Atemzüge in der stehenden Vorbeuge (Seite 49) aushängen.
Tipp: Bei Problemen in den Knien oder Fußgelenken setzen Sie sich am besten mit dem Po auf einen Block.
Wirkung: Löst Verspannungen. Hüften und Becken werden gut durchblutet und entlastet, der Brustkorb wird geöffnet.

1 Doppelte Taube

2 Hocke

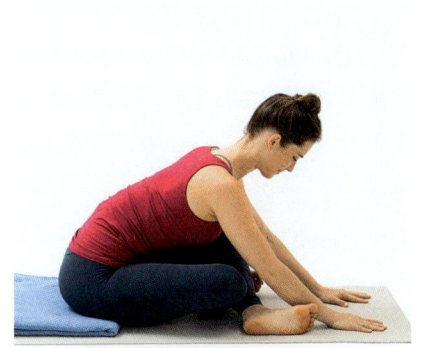
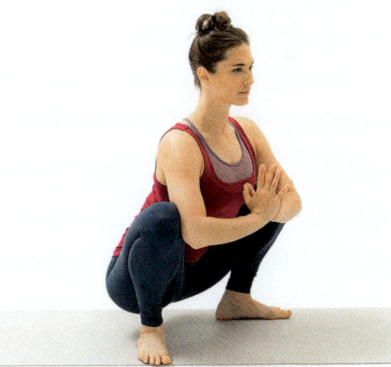

3 **HERABSCHAUENDER HUND:** Fächern Sie in der stehenden Vorbeuge die Hände weit auf, stellen Sie sie schulterweit auf und strecken Sie die Arme. Rotieren Sie Ihre Oberarme sanft von innen nach außen und halten Sie die Schultern weg von den Ohren. Treten Sie ausatmend mit beiden Füßen zurück und schieben Sie Ihren Po nach oben hinten raus. Schieben Sie die Sitzknochen zurück und nach oben, um Länge und Weite in die Wirbelsäule, vor allem in den unteren Rücken zu bringen. Halten Sie den Kopf zwischen den Oberarmen. Schaffen Sie Platz im Schulter- und Nackenbereich: Weiten Sie die Schlüsselbeine zu den Seiten und ziehen Sie die Schulterblätter tief. Beugen Sie die Knie leicht, um mehr Länge im Rücken zu schaffen. 15 Atemzüge halten.
Wirkung: Baut Stress ab, beruhigt das Nervensystem, dehnt und kräftigt alle großen Muskelgruppen.

4 **LIEGENDE TAUBE:** Ausatmend ziehen Sie das rechte Knie zum rechten Handgelenk und legen den rechten Unterschenkel und Fußspann am Boden ab. Strecken Sie das linke Bein lang aus. Richten Sie das Becken mittig auf, sodass Sie beide Hüftknochen auf einer Linie halten. Bei Bedarf können Sie sich eine gefaltete Decke unter die rechte Gesäßhälfte legen, um mit der Hüfte nicht zur Seite zu sinken. Setzen Sie Ihre Fingerspitzen vor dem Körper auf und richten Sie den Oberkörper gerade auf. Kommen Sie auf Ihre Unterarme und senken Sie Ihren Oberkörper Richtung Boden ab. Halten Sie dabei den Kopf in Verlängerung der Wirbelsäule und entspannen Sie die Schultern. Strecken Sie sich einatmend über die Länge der Wirbelsäule und sinken Sie ausatmend evtl. etwas tiefer in die Position. Lenken Sie Ihren Atem in die rechte Hüfte, um hier die Dehnung zu intensivieren. 15 Atemzüge halten. Seite wechseln.
Wichtig: Ihr vorderes Knie darf nicht schmerzen, bringen Sie es eventuell etwas mehr in eine Linie zum Hüftknochen, falls die Außenrotation zu intensiv ist. Bei akuten Knieproblemen weichen Sie bitte auf das Nadelöhr (Seite 72) aus.
Wirkung: Ist beruhigend, zentrierend und fährt das System herunter.

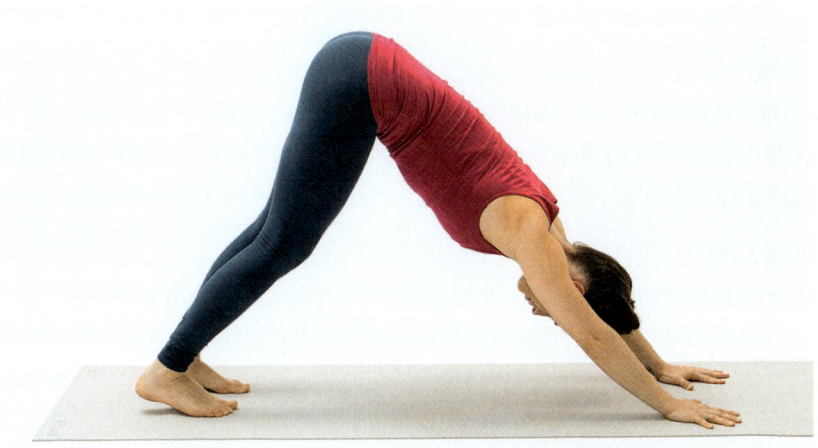

3 Herabschauender Hund

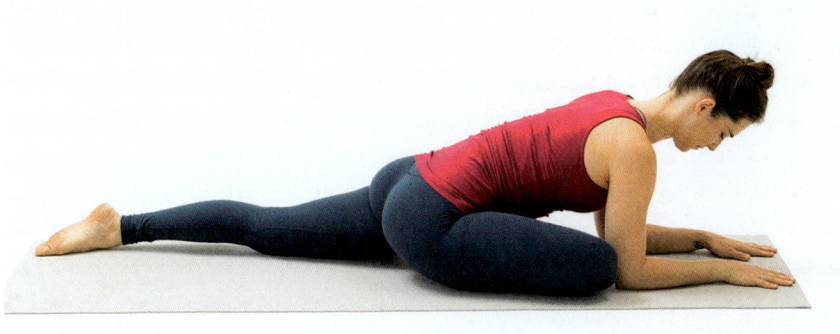

4 Liegende Taube

Gleichmut – neutrale Akzeptanz

5 KOPF-ZUM-KNIE-POSITION: Legen Sie im aufrechten Sitz die rechte Fußsohle an die Innenseite des linken Oberschenkels. Ihr rechtes Knie sinkt Richtung Boden, die rechte Hüfte dreht leicht nach außen. Flexen Sie den Fuß des ausgestreckten linken Beines und ziehen Sie es aktiv zum Körper heran. Verlängern Sie Ihren Rücken über den Scheitelpunkt und schieben Sie die Sitzknochen zum Boden. Strecken Sie einatmend die Arme über die Seiten nach oben. Ausatmend beugen Sie sich aus der Hüfte mit dem Oberkörper über das ausgestreckte Bein. Setzen Sie die Hände neben den Beinen auf oder umfassen Sie den linken Fuß. Halten Sie Ihren Kopf in Verlängerung der Wirbelsäule oder legen Sie die Stirn auf dem Schienbein ab. 15 Atemzüge halten. Richten Sie sich einatmend mit geradem Rücken und stabiler Körpermitte auf. Führen Sie die Arme ausatmend über die Seiten neben den Körper. Seite wechseln.
Tipp: Setzen Sie die Fußsohle etwas tiefer an, falls der Winkel zu intensiv für Ihr Knie ist oder legen Sie eine Decke unter Ihr Knie.
Wirkung: Zentrierung, Stille und Entspannung. Dehnt die Körperrückseite und Hüften.

6 SITZENDE WEITE GRÄTSCHE MIT SEITÖFFNUNG: Grätschen Sie in einem aufrechten Sitz weit die Beine und setzen Sie die Fingerspitzen hinter dem Po auf. Schieben Sie die Fersen in den Boden und ziehen Sie die Füße an, um die Beine zu aktivieren. Zehen und Kniescheiben zeigen zur Decke. Weiten Sie die Sitzknochen nach außen, um Raum im unteren Rücken zu schaffen. Heben Sie einatmend das Brustbein an und strecken Sie die Wirbelsäule lang. Legen Sie den linken Unterarm an der Innenseite des linken Schienbeins ab (eventuell einen Block oder eine Decke darunterlegen), und neigen Sie ausatmend sanft den Oberkörper nach links. Einatmend drehen Sie den Oberkörper nach rechts auf und strecken den rechten Arm über den Kopf nach links. Ist das zu viel Stress für Ihre rechte Schulter, legen Sie den rechten Handrücken ans Kreuzbein. Atmen Sie in die Öffnung der rechten Flanke. 15 Atemzüge halten. Einatmend aufrichten und Seite wechseln.
Wirkung: Energie, Erdung und Weite. Dehnt die Flanken und öffnet den Oberkörper.

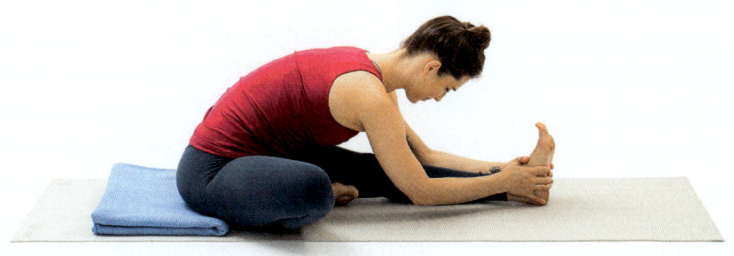

5 Kopf-zum-Knie-Position

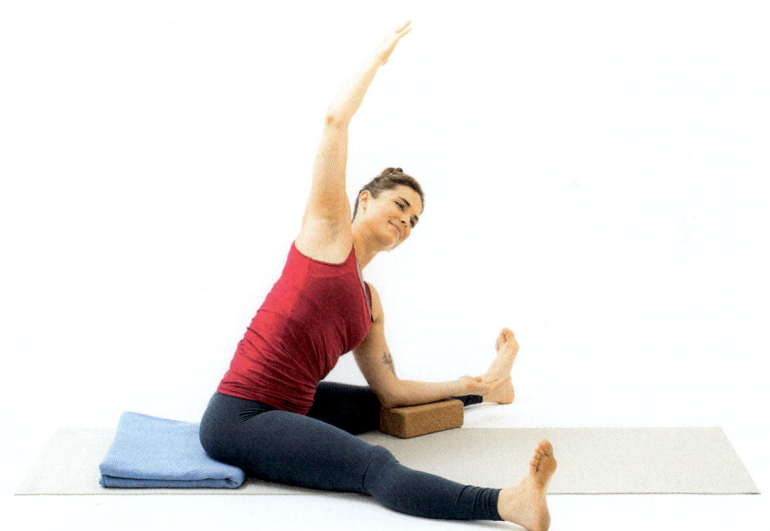

6 Sitzende weite Grätsche mit Seitöffnung

Gleichmut – neutrale Akzeptanz

7 **SITZENDE WEITE GRÄTSCHE:** Richten Sie sich in der sitzenden weiten Grätsche auf, die Zehen zeigen zur Decke. Setzen Sie die Hände vor sich am Boden auf. Beugen Sie sich langsam mit dem Oberkörper aus der Hüfte heraus gerade nach vorn vor. Strecken Sie sich mit jeder Einatmung, indem Sie den Rücken gerade halten und nicht hinter die Sitzknochen rutschen. Ausatmend beugen Sie sich etwas weiter vor, bis die Unterarme am Boden liegen oder sogar die Stirn. Weiten Sie Ihre Sitzhöcker nach außen und verankern Sie sich darüber im Boden. Die Kniescheiben zeigen mittig zur Decke. 10–15 Atemzüge halten. Setzen Sie die Fingerspitzen auf und richten Sie sich langsam mit gerader Wirbelsäule auf. Rollen Sie sich zurück auf den Rücken und kommen Sie an die Wand.
Tipp: Setzen Sie sich auf eine Decke oder beugen Sie die Knie etwas.
Wirkung: Erholung und Entspannung. Die Beininnen- und Beinrückseiten werden intensiv gedehnt, die Leisten geöffnet und die Verdauungsorgane angeregt.

8 **UNTERSTÜTZTER SCHULTERSTAND AN DER WAND:** Setzen Sie sich mit aufgestellten Füßen seitlich dicht an eine Wand. Neigen Sie sich ausatmend mit dem Oberkörper zur Seite und rollen Sie sich aus der Seitenlage auf den Rücken. Schwingen Sie dabei die Beine nach oben und legen Sie sie an der Wand ab. Schieben Sie Ihr Becken möglichst dicht an die Wand heran und strecken Sie entspannt die Beine aus, sodass die Fersen die Wand berühren. Legen Sie Ihre Arme neben dem Körper ab, die Handflächen drehen Sie zur Decke auf. Lassen Sie das Gewicht der Beine ins Becken sinken und entspannen Sie Schultern und Nacken. Bleiben Sie hier für 5–15 Atemzüge (oder auch für 3–5 Minuten). Ziehen Sie dann die Knie zu sich heran und rollen Sie sich auf die Seite. Kommen Sie von der Wand weg und zurück in die Rückenlage.
Tipps: Legen Sie sich eine gefaltete Decke unter Ihr Kreuzbein. So öffnen Sie den Herzraum und die Kehle etwas mehr. Diese Übung können Sie auch zwischendurch üben: Einfach einige Minuten die Beine hochlegen!
Wirkung: Perfekte Erholung für das gesamte Körper- und Nervensystem. Erdend und entlastend für die Beine. Und: Sie nehmen eine andere Perspektive ein, das klärt den Kopf und entspannt.

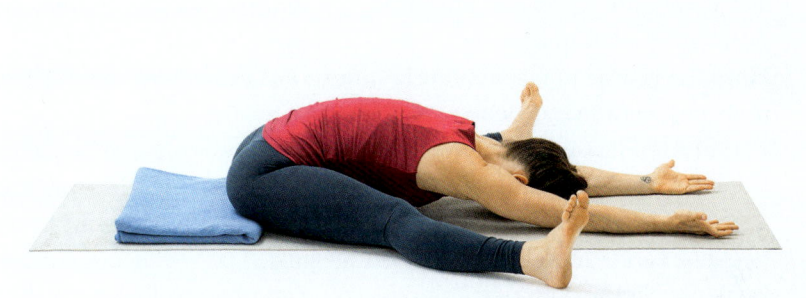

7 Sitzende weite Grätsche

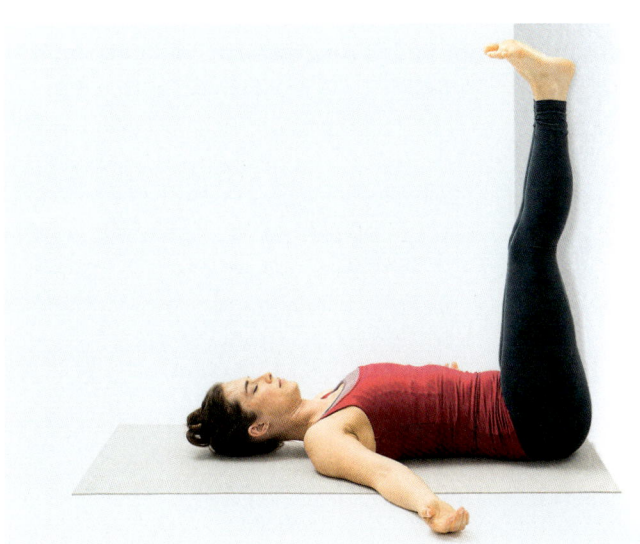

8 Unterstützter Schulterstand an der Wand

9 DYNAMISCHE KNIE-ZUR-BRUST-POSITION: Stellen Sie in Rückenlage die Füße dicht am Po auf und umfassen Sie mit den Händen von außen die Knie oder Schienbeine. Lösen Sie die Füße vom Boden. Ziehen Sie ausatmend die Knie zum Brustkorb und schieben Sie einatmend die Knie zurück (bis auf Höhe der Hüftknochen). Entspannen Sie dabei die Schultern und nehmen Sie die sanfte Bewegung und die damit einhergehende Entlastung im unteren Rücken und Becken wahr. 10 Wiederholungen.
Tipp: Ändern Sie mal den Atemrhythmus: Ausatmend schieben Sie die Knie weg, einatmend ziehen Sie sie heran.
Variante: Umfassen Sie jeweils ein Knie mit einer Hand und beginnen Sie, die Knie zu kreisen. Ändern Sie zwischendurch die Richtung und auch den Bewegungsradius. Tolle Entlastung für den unteren Rücken und eine sanfte Mobilisation der Hüftgelenke.
Wirkung: Entlastung und Erholung für den unteren Rücken. Sanfte Massage der Bauchorgane – hilfreich bei Krämpfen und Völlegefühl.

10 ENDENTSPANNUNG: Ziehen Sie die Knie an die Brust und strecken sich ausatmend am Boden lang aus zur Endentspannung (Seite 54).

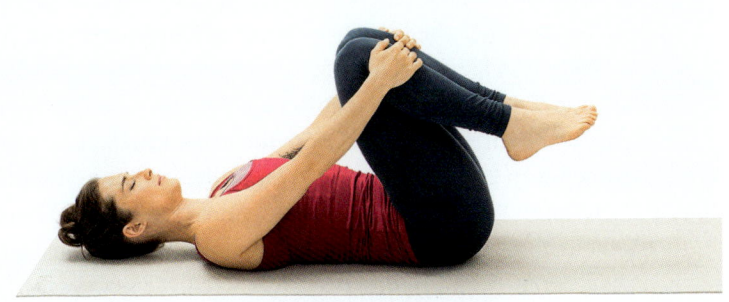

9 Dynamische Knie-zur-Brust-Position

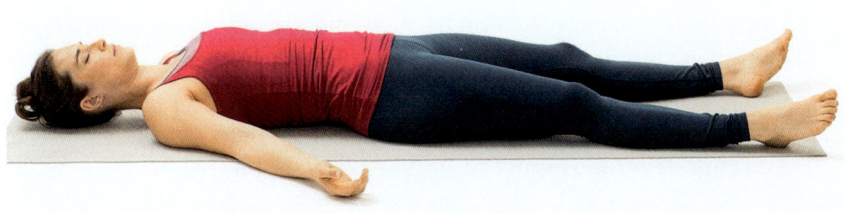

10 Endentspannung

Gleichmut – neutrale Akzeptanz

Abendessen

Zeit für das Abendessen! Stellen Sie sich bei der Zubereitung vor, dass Sie mit Liebe kochen und das Essen mit Freundlichkeit und Wohlwollen anreichern. Sie können sich auch bildlich vorstellen, wie Ihre Herzenswärme über die Hände in das Essen hinüberfließt.

Nach dem Essen gönnen Sie sich heute noch einen Nachtisch. Wir hatten das emotionale Essen schon mittags erwähnt. Wenn schon, dann also richtig gefühlsgeladen und achtsam. Dazu brauchen Sie natürlich Ihren Lieblingsnachtisch oder Ihre Lieblingssüßigkeit.

Bereiten Sie sich eine kleine Portion davon zu und betrachten Sie sie liebevoll. Durchdringen Sie diese Speise mit Ihrer Liebe und reichern Sie sie damit in Ihrer Vorstellung an. Essen Sie sie dann besonders langsam, bewegen Sie sie also mehrmals im Mund umher. Stellen Sie sich beim Schlucken vor, dass Sie diese Lieblingsspeise zum Herzen schicken und erst danach zum Magen. Ihr Herz wird durchdrungen und angefüllt von Ihrer liebenden Güte. Stellen Sie sich vor, dass Ihr Herz völlig gesättigt ist von dem Wohlwollen und dieser besonderen Speise.

Reflexion und Tagebuch

So, wieder ist ein Tag geschafft! Glückwunsch! Vielleicht mögen Sie Ihre Notizen ergänzen? Schreiben Sie sich auf, was Sie an diesem Tag gelernt haben. Sie können natürlich auch tagsüber etwas aufschreiben, wenn es Ihnen wichtig ist, nicht nur abends. Was hat Ihnen gut gefallen? Konnten Sie etwas mit dem heutigen Koan anfangen? Wie war das heutige Essen für Sie? Wie war das Yoga? Was wollen Sie beim nächsten Achtsamkeitstag besser oder anders machen? Wie war das mit dem Gleichmut? Ist ihr Verständnis gewachsen?

Sie können sich alles notieren, was Sie mögen. Hauptsache, es führt noch einmal zu einer Reflexion und Vertiefung des Tages und zu mehr Einsicht.

Koriander-Linsen-Bowl

Cashewkerne in 25 ml Wasser einweichen. Linsen in der doppelten Menge Wasser ca. 30 Min. garen. Abkühlen lassen. —— Rotkohl waschen, in feine Streifen schneiden. Rucola waschen und trocken schütteln. —— Cashewkerne mit Einweichwasser, Limettensaft, Papayafruchtfleisch und Kurkumapulver pürieren. Mit Salz und Pfeffer würzen. —— Koriander waschen und klein hacken. Mit den Linsen vermengen und mit Salz, Pfeffer und Kreuzkümmel abschmecken. —— Linsen mit Rotkohl und Rucola anrichten, mit der Sauce beträufeln.

1 Person

45 Min.

. . . .

30 g Cashewkerne

50 g Belugalinsen

50 g Rotkohl

25 g Rucola

½ EL Limettensaft

25 g Papayafruchtfleisch

1 Prise Kurkumapulver

Salz

Pfeffer

1 Handvoll Korianderblätter

1 Msp. Kreuzkümmel

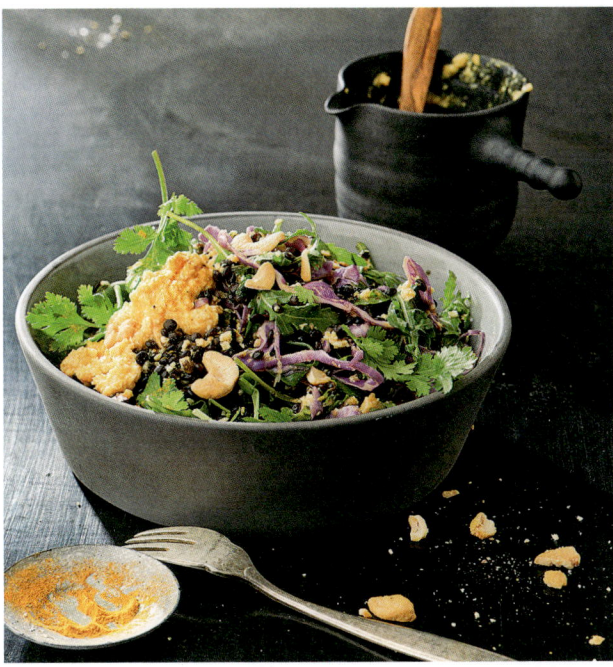

Gleichmut – neutrale Akzeptanz

Nussig-fruchtiger Sauerkraut-Salat

1 Person
20 Min.

25 g Feldsalat
¼ Papaya
250 g frisches Sauerkraut
1 Stück Ingwer (ca. 1 cm)
½ EL Zitronensaft
1 EL Olivenöl
½ TL Agavendicksaft
1 Prise Chiliflocken
Salz
Pfeffer
15 g Nüsse

Feldsalat gründlich waschen, putzen, trocken schütteln. Papaya schälen, entkernen, Fruchtfleisch würfeln. Feldsalat mit Papaya und Sauerkraut vermengen. ——
Ingwer schälen, fein hacken. Mit Zitronensaft, Öl und Agavendicksaft vermischen. Mit den Gewürzen abschmecken. Soße unter die Salatzutaten mischen. ——
Nüsse grob hacken, in einer Pfanne trocken anrösten. Über den Salat streuen.

VARIANTE: Bereiten Sie den Salat mit Kopfsalat, Endiviensalat oder Babyspinat zu. Statt Papaya schmecken auch Mango, Äpfel oder Birnen köstlich.

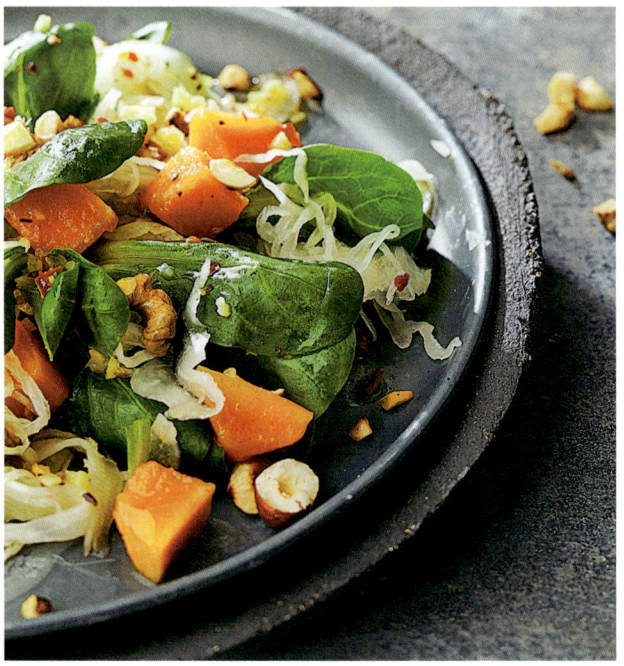

Energie-Bällchen

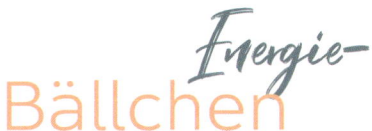

Aprikosen und Datteln mit einem Blitzhacker oder einem großen Messer klein hacken und in eine Schüssel geben. —— Cashewkerne ganz fein hacken. Cashewkerne, Haferflocken, Mus, Honig und Zimt zu dem Trockenobst geben und miteinander verkneten, bis eine homogene Masse entsteht. Aus der Masse Kugeln formen. —— Kugeln in den Sesamsamen wenden, auf ein mit Backpapier ausgelegtes Backblech legen und 1 Std. ziehen lassen.

TIPP: Das Konfekt ist etwa 2–3 Wochen haltbar.

20–24 Stück

20 Min. + 1 Std. Ziehzeit

• • • •

100 g getrocknete Aprikosen (entsteint)

50 g getrocknete Datteln (entsteint)

50 g Cashewkerne

30 g zarte Haferflocken

2 EL Cashewmus

2 EL Honig

1 Prise Zimtpulver

15 g helle und dunkle Sesamsamen

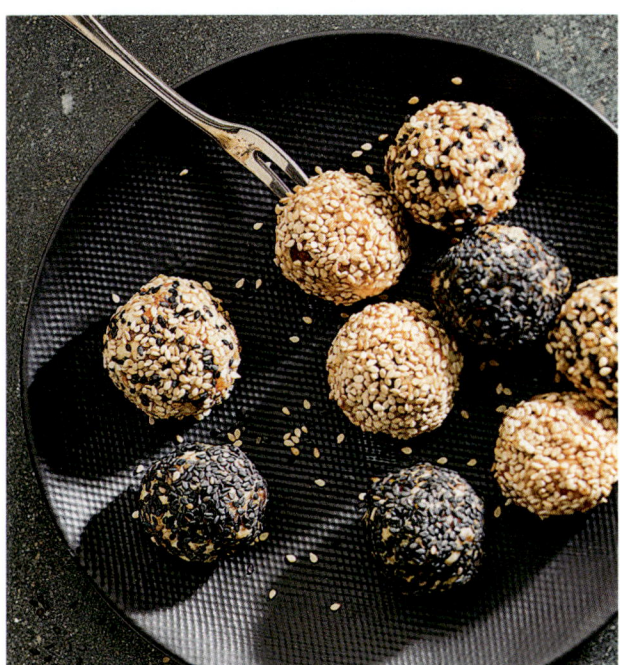

Gleichmut – neutrale Akzeptanz

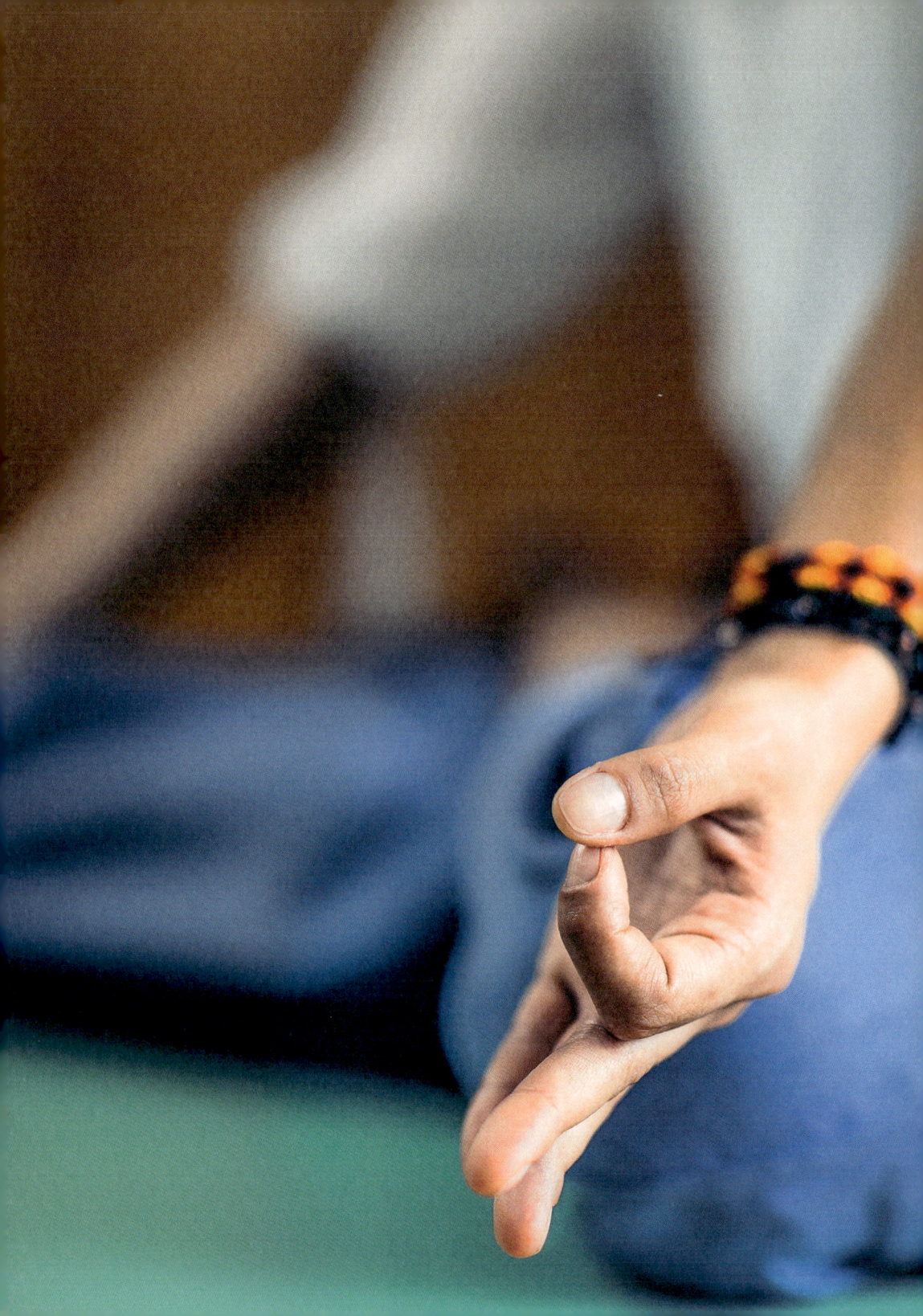

Fünftes Tagesprogramm:

Freestyle

Freestyle – Wählen Sie selbst!

Inzwischen haben Sie viele verschiedene Meditationen und Yogaübungen kennengelernt und wissen, was Ihnen guttut und was Sie nicht so gern mögen. Jetzt dürfen Sie sich Ihren Achtsamkeitstag selbst zusammenstellen, aber auch auf unsere Vorschläge zurückgreifen. Viel Freude!

Der heutige Tag steht unter keinem bestimmten Motto, auch die Übungen sind nur Vorschläge. Sie können den Tag ebenso gut aus den Übungen der vergangenen vier Achtsamkeitstage frei zusammenstellen. So können Sie zum Beispiel das Tagesmotto von Tag 3 nehmen, die Aufwachübung von Tag 2, die Sitzmeditation von Tag 4 usw. Sie stellen sich also einen eigenen Tag nach Ihren Vorlieben zusammen. Das Ziel ist, dass Sie Ihren eigenen Meditationsstil entwickeln, also das, was zu Ihnen passt. Dabei sollten Sie vermeiden, Rosinen zu picken und nur Übungen zu machen, die Ihnen Spaß machen. Andererseits macht es natürlich keinen Sinn, eine Übung zu praktizieren, die Ihnen überhaupt nicht liegt. Hier müssen Sie Ihrem Instinkt folgen. Allerdings sollten Sie alle Übungen ein paarmal ausprobiert haben, um ein Gefühl dafür zu bekommen.

Ausrichtung auf das Tagesmotto

Heute können Sie selbst entscheiden, ob Sie im Laufe des Tages lieber Mitgefühl üben wollen oder Gleichmut, Freude oder Wohlwollen oder alles zusammen. Letztlich sind alle vier Prinzipien miteinander verknüpft und nur verschiedene Ausdrucksformen von demselben Grundprinzip der »Liebe«. Das bedeutet in diesem Fall, dass Sie den ganzen Übungstag über eine offenherzige, liebenswürdige Grundhaltung einnehmen und diese mit allen anderen Lebewesen teilen und auf sie ausstrahlen möchten.

Der dazu gehörige Originaltext stammt aus dem Metta-Sutta, einer Lehrrede Buddhas über die Güte. Sie ist in Südostasien weit verbreitet. Vielleicht möchten Sie sich die Rede einmal in Ruhe durchlesen. Stören Sie sich dabei nicht an der altmodischen Sprache.

―― Was soll geschehen das Gute zu erreichen, den Herzensfrieden als einziges Ziel. Wir seien stark, aufrecht und gewissenhaft, freundlich, sanft und ohne Stolz.
Genügsam seien wir, leicht befriedigt, nicht viel geschäftig und bedürfnislos. Die Sinne still, klar der Verstand, nicht dreist, nicht gierig sei unser Verhalten. Auch nicht im Kleinsten sollen wir uns vergehen, wofür uns Verständige tadeln könnten. Mögen alle Wesen glücklich sein und Frieden finden.

Was es an lebenden Wesen gibt:
Ob stark oder schwach, ob groß oder klein, sichtbar oder unsichtbar, fern oder nah, einer Geburt zustrebend – mögen sie alle glücklich sein.
Niemand betrüge oder verachte einen anderen. Aus Ärger oder Übelwollen wünsche man keinem irgendwelches Unglück.
Wie eine Mutter mit ihrem Leben ihr einzig Kind beschützt und behütet, so möge man für alle Wesen und die ganze Welt ein unbegrenzt gütiges Gemüt erwecken:
ohne Hass, ohne Feindschaft, ohne Beschränkung nach oben, nach unten und nach allen Seiten.
Im Gehen, Stehen, Sitzen, Liegen entfalte man eifrig diese Gesinnung: Dies nennt man Weilen im Heiligen.
Wer sich nicht an Ansichten verliert, Tugend und Einsicht gewinnt, dem Sinnengenuss nicht verhaftet ist – für den gibt es nie mehr Geburt. ——

Wenn Ihnen das zu kompliziert ist, hier die Kurzform:

—— Mögen alle Wesen glücklich, friedlich und beschützt sein; mögen alle Wesen frei von Leid sein und sich von ganzem Herzen freuen. ——

Wachwerden und Aufstehen

Statt eines Bodyscans können Sie heute mal eine Übung aus dem Jin Shin Jyutsu machen. Sie harmonisiert den sogenannten Hauptzentralstrom, die Mittelachse Ihres Energiekörpers.

Harmonisierung des Hauptzentralstroms

Die Übung umfasst sieben Schritte. Führen Sie sie am besten im Liegen durch.

1. Legen Sie Ihre rechte Hand auf den Scheitel. Der rechte Arm bleibt die ganze Zeit so liegen, mit Ausnahme des letzten Schrittes. Daher muss er bequem liegen und braucht vielleicht noch ein Kissen zur Unterstützung (siehe Abbildung a, Seite 218).
2. Die linke Hand legen Sie auf die Stirn, auf den Punkt zwischen den Augenbrauen. Nehmen Sie entweder die ganze Handfläche oder Ihre Fingerspitzen. Probieren Sie aus, was angenehmer ist. Warten Sie, bis sich ein Wärmegefühl einstellt oder bis Sie das Gefühl haben, dass es genug ist. Dann wandern Sie weiter. Die rechte Hand bleibt liegen.

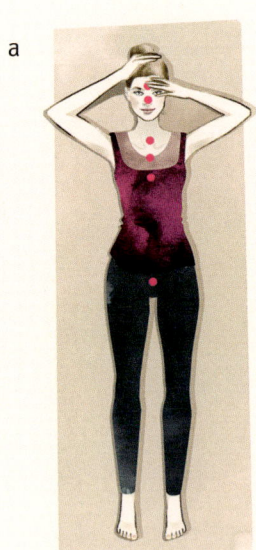 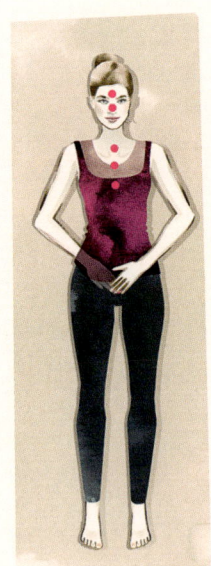

Die Hauptenergieachse von oben nach unten ausgleichen

3 Die linke Hand geht zur Nasenspitze und verweilt auch dort wieder, bis sich ein Wärmegefühl einstellt oder bis Sie das Gefühl haben, dass es genug ist.

4 Dann wandert die linke Hand auf das obere Ende des Brustbeins, da, wo die Schlüsselbeine einmünden. Warten Sie, bis sich ein Wärmegefühl einstellt oder bis Sie genug haben.

5 Es folgt die Brustmitte. Warten Sie auch hier wieder, wie eben beschrieben.

6 Dann legen Sie die linke Hand auf das untere Ende des Brustbeins, da wo der Brustkorb endet und in den Bauch übergeht. Warten Sie wieder, bis sich ein Wärmegefühl einstellt oder bis Sie das Gefühl haben, dass es genug ist.

7 Nun wandert die linke Hand zum Schambein und bleibt dort liegen. Erst jetzt lösen Sie die rechte Hand und legen Sie zum Steißbein. Die beiden Hände liegen sich also am Schluss gegenüber (siehe Abbildung b). Warten Sie wieder, bis sich ein Wärmegefühl einstellt oder bis Sie das Gefühl haben, dass es genug ist. Dann stehen Sie langsam auf.

Morgentoilette

Auf geht's! Starten Sie in Ihren Freestyle-Achtsamkeitstag. Es gelten die üblichen Empfehlungen: langsam und bedacht, in Stille, alle Handgriffe aufmerksam und bewusst durchführen. Nehmen Sie die bekannten Morgenroutinen wie Zähneputzen, Haarekämmen, Rasieren, sich Waschen mit möglichst vielen Sinnessystemen wahr. Achten Sie auf das, was Sie sehen, auf die Geräusche und auf die Körperempfindungen. Gedanken sind im Hintergrund und im Moment nicht wichtig. Bleiben Sie ganz bei der Sache und kämmen Sie sich beispielsweise die Haare, als ob Sie es das erste Mal machen würden.

 Lächeln Sie!

Setzen Sie mehrmals am Tag ein Lächeln auf. Ziehen Sie die Mundwinkel bewusst hoch, auch wenn Ihnen vielleicht im Moment nicht danach ist. Achten Sie darauf, wie sich dadurch Ihre Stimmung verändert. Platzieren Sie in Ihrer Wohnung an sichtbaren Stellen das eine oder andere Smiley, um Sie im Tagesverlauf daran zu erinnern. Kombinieren Sie das Lächeln dann für mindestens drei Atemzüge mit Ihrer Atmung. Reichern Sie die Atemzüge mit dem Lächeln an. Spüren Sie Ihren Atem und folgen Sie der Ein- und Ausatmung, während Sie das Lächeln aufrechterhalten. Versuchen Sie, an das Lächeln zu denken, wenn Sie ärgerlich und gereizt sind. Auch dann gilt: Mindestens drei bewusste Atemzüge und die Mundwinkel nach oben! Dann vielleicht noch eine »Prise« Güte und Wohlwollen einatmen und aussenden. Wenn Sie vor einem Spiegel stehen, können Sie sich auch einmal selbst zulächeln.

Freestyle – Wählen Sie selbst!

Frühstück

Seien Sie achtsam bei der Vorbereitung des Essens, während des Essens und auch danach. Schätzen Sie zuerst Ihren Hunger ein: Ist der Hunger auf einer Skala von eins bis zehn riesig, klein oder mittel? Wenn der Hunger klein ist, bereiten Sie nur eine kleine Portion zu, wenn er groß ist, eine große Portion. Es geht darum, auf den Körper zu hören und auf seine Intelligenz zu vertrauen.

Überlegen Sie, was Sie gern essen möchten. Natürlich können Sie auch auf die Rezeptvorschläge bei den ersten vier Achtsamkeitstagen zurückgreifen. Wenn Sie gar keinen Hunger haben, sollten Sie zumindest etwas trinken, zum Beispiel eine Tasse Tee oder etwas Wasser.

Essen Sie langsam und bewusst, machen Sie zwischendurch Pausen und legen Sie das Besteck immer mal wieder hin. Schmecken und kauen Sie langsam. Schlingen Sie nicht. Schweigen Sie und lassen Sie sich nicht ablenken. Wenn Ihr Magen zu etwa Zweidritteln gefüllt ist, machen Sie eine Pause und fragen sich, ob Sie weiter essen möchten und sich gegebenenfalls sogar noch einen Nachschlag gönnen möchten.

Blind essen

Eine interessante Übung ist es, sich während des Essens die Augen mit einem Tuch zu verbinden und sozusagen »blind« zu essen. Dadurch sind Geschmack und Geruch intensiver. Sie müssen achtsamer sein und die Bewegungen zum Mund langsamer ausführen, um nicht zu kleckern. Vielleicht möchten Sie das einmal ausprobieren?

Meditation

Heute üben Sie das Benennen einer Wahrnehmung und das Wiederholen eines Wortes, um die Gedanken zu beruhigen.

Sitzmeditation

Um Ihren »verbalisierenden« Geist zu beruhigen, benutzen Sie heute ein Mantra. Dazu wählen Sie ein positiv besetztes Wort wie Frieden, Stille, Ruhe oder Gleichmut. Sie können natürlich auch ein »klassisches asiatisches« Mantra nehmen, wie »Om mani padme hum«, oder einfach nur »Om« (gesprochen: Aum), was übrigens unserem europäischen »Amen« entspricht.

- Stellen Sie Ihren Timer auf 15, 30 oder 45 Minuten und begeben Sie sich in Ihre Meditationsecke.
- Machen Sie zunächst eine Atemmeditation.
- Dann koppeln Sie den Atem mit einem Mantra, zum Beispiel »Frieden«. Entweder sagen Sie sich innerlich bei der Einatmung »Frieden« und bei der Ausatmung auch »Frieden«. Oder Sie zerlegen das Wort in die beiden Silben: Frieden. Dann sagen Sie innerlich bei der Einatmung: »Frie-« und bei der Ausatmung »-den«. Auch das Wort »Stille« können Sie so zerlegen.
- Als Erweiterung der Übung können Sie auf die Pausen zwischen den Silben achten, zum Beispiel: »Frie-« (Pause), »-den« (Pause) oder »Stil-« (Pause), »-le« (Pause) usw.

Freestyle – Wählen Sie selbst!

Gehmeditation

- Begeben Sie sich zu Ihrer Wegstrecke.
- Stellen Sie den Timer auf 15 Minuten oder ausnahmsweise auch länger, wenn Ihnen danach ist.
- Stellen Sie sich hin und sammeln Sie sich.
- Dann gehen Sie los. Achten Sie beim Gehen auf den Bewegungsablauf, auf die Atmung oder auf beides.
- Genauso wie im Sitzen können Sie auch beim Gehen ein Mantra oder ein Wort verwenden, zum Beispiel »ein« bei der Einatmung und »aus« bei der Ausatmung. Oder »rechts«, »links«. Sie können auch den Gehprozess in seine Bestandteile zerlegen und sich innerlich sagen: »anheben«, »bewegen«, »absetzen«.
- Wer es länger mag, kann sich innerlich sagen: »Einatmend weiß ich, dass ich einatme.« und »Ausatmend weiß ich, dass ich ausatme«.
- Natürlich können Sie auch wieder einen Begriff nehmen wie »Frieden« oder »Liebe«. Mit jedem Schritt sagen Sie sich innerlich das jeweilige Wort oder die Silbe.

Yoga: Sonnengrüße und Herzöffner

Für eine extra lange Morgenstunde kombinieren Sie am besten einige Sonnengrüße (Seite 47) mit Ihrem Lieblingsflow, zum Beispiel das herzöffnende Set vom Vormittag des 2. Tages (Seite 90). Sie können zusätzlich nach der Heuschrecke die Sequenz des Nachmittags von Tag 2 dazunehmen (Seite 108). Oder bleiben Sie einfach bei der aktiven Variante Ihrer Wahl und praktizieren Sie den ruhigen Teil am Nachmittag. Starten Sie gern mit einer der Atemtechniken oder üben Sie eine der Techniken nach den Asanas, zum Beispiel die Bienensumm-Atmung (Seite 186).

Philosophische Gedanken

Der heutige Koan lautet folgendermaßen:

> Ein Mönch sagte zu Nansen: »Da ist ein Edelstein am Himmel; wie können wir ihn bekommen?« Nansen sagte: »Fälle den Bambus und mache eine Leiter; stelle sie an den Himmel und hole ihn dir!« Der Mönch sagte: »Wie kann eine Leiter an den Himmel gestellt werden?« Nansen sagte: »Wie kannst du bezweifeln, dass du den Edelstein bekommen könntest?«

Lesen Sie den Koan ein paar Mal. Lassen Sie ihn auf sich wirken und nehmen Sie ihn mit in den Tag. Denken Sie mehrmals zwischendurch darüber nach. Finden Sie selbst eine Antwort für sich. Stellen Sie sich dieselben Fragen: Welcher Edelstein könnte gemeint sein? Wie soll das mit der Leiter funktionieren? Woran zweifeln Sie? Sie können sich das Ganze auch bildlich vorstellen: eine Leiter, die an den Himmel gelehnt ist, und einen Edelstein dazu.

Die Lösung kommt nicht gleich. Sie wird sich im Verlauf auch ändern. Haben Sie Geduld. Möglicherweise fällt ihnen der Koan im Laufe der Woche in einem ganz anderen Zusammenhang wieder ein. Dann dürfen Sie ihn gern wieder aufgreifen. Sie können ihn auch in die Sitzmeditation mitnehmen oder beim Gehen darüber »nachdenken«.

Meditation

Wie Sie schon wissen, fangen Sie mit der Sitzmeditation an, danach folgt die Gehmeditation.

Sitzmeditation

Die folgende Übung kombiniert die Wahrnehmung von Sehen, Tast-Empfinden, Bewegung und Atmung in einer Sequenz. Sie benötigen dazu einen kleinen Stein (ungefähr handtellergroß), den Sie beim Spazierengehen gefunden haben, oder einen Handschmeichler oder einen Halbedelstein.

Im Laufe der Übung kombinieren Sie verschiedene Aufmerksamkeitsbereiche: Sehen, Empfinden und Bewegung wechseln sich ab und/oder werden zum Teil gleichzeitig wahrgenommen. Oder Sie pausieren für kurze Zeit einen Sinneskanal, nämlich das Sehen. Die Wahrnehmung wird dadurch komplexer und differenzierter. Im übertragenen Sinne schalten Sie zwischen den Sinneskanälen hin und her oder Sie nehmen mehrere Eindrücke gleichzeitig wahr.

— Begeben Sie sich in Ihre Meditationsecke und legen Sie den Stein zunächst vor sich auf den Boden.
— Beobachten Sie Ihre Atmung. Geht sie schnell oder langsam? Bewegt sich der Körper viel mit der Atembewegung mit oder wenig?
— Konzentrieren Sie sich dann auf Ihre Hände, die im Schoß oder auf Ihren Beinen liegen.
— Achten Sie auf die Geräusche im Umfeld. Ist es ganz still? Dann lauschen Sie eine Weile der Stille im Raum. Oder können Sie leise Geräusche hören, zum Beispiel Ihre Atmung?
— Atmen Sie weiter ein und aus und verfolgen Sie den Atem. Spüren Sie, wie sich der Körper mit dem Atem mitbewegt.

- Blicken Sie nun auf den Halbedelstein vor sich auf dem Boden. Betrachten Sie ihn genau. Wie sieht er aus? Die Oberfläche, der Kontrast zum Hintergrund (Boden), die Farben usw.
- Nehmen Sie ihn langsam und bedacht in die Hände, entweder mit einer Hand oder mit beiden. Achten Sie bei der Bewegung auf Ihre Hände und Arme und auf die Körperhaltung beim Vor- und Zurückbewegen.
- Schließen Sie dann die Augen. Fühlen Sie den Stein in Ihren Händen. Konzentrieren Sie sich auf die Empfindungen. Sie können den Stein hin- und herbewegen oder nur in einer Hand halten. Achten Sie auf sein Gewicht, Wärme, Kälte, die Oberfläche usw.
- Dann öffnen Sie die Augen. Blicken Sie auf den Stein. Wie sieht er nun aus? Die Oberfläche, der Kontrast zum Hintergrund (Hände), die Farben, die Umrisse, Schatten, Lichtreflexe usw.
- Legen Sie den Stein bewusst langsam ab. Achten Sie bei der Bewegung wieder auf Ihre Hände und Arme und auf die Körperhaltung beim Vor- und Zurückbewegen.
- Richten Sie sich auf und konzentrieren Sie sich auf Ihre Hände, dann auf den Atem und blicken Sie wieder auf den Stein am Boden. Können Sie einen Unterschied wahrnehmen oder entdecken Sie vielleicht etwas, das Ihnen vorher nicht aufgefallen war?
- Wenn Sie die Übung erweitern möchten, können Sie auch noch darauf achten, ob und welche Gedanken zwischendurch auftauchen, sie kurz »titulieren« und dann wieder loslassen.

Stein-Meditation kurzgefasst

- Sitzend den Atem beobachten.
- Den Stein am Boden betrachten.
- Den Stein aufnehmen.
- Augen schließen, den Stein spüren und betasten. Das Sehen pausiert solange.
- Die Hände öffnen, die Augen öffnen und den Stein betrachten, dabei bewusst atmen.
- Den Stein zurücklegen.
- Sich wieder aufrichten.
- Den Stein betrachten und auf den Atem achten.
- Die Übung einige Male wiederholen.

Gehmeditation

Üben Sie jetzt im Gehen, zwischen verschiedenen Sinneseindrücken hin- und herzuschalten und/oder mehrere Sinneseindrücke gleichzeitig wahrzunehmen.

Folgende Sinneseindrücke können Sie während des Gehens wahrnehmen: Geräusche, Gerüche, die Atmung, Seheindrücke, die Bewegung des Körpers, Körperempfindungen an sich (auch Schmerzen), Gedanken und Stimmungen. Stark vereinfacht: Sehen, Hören und Fühlen (Empfinden).

Im »Außen« können Sie zum Beispiel Naturgeräusche hören oder Geräusche aus der Stadt (Autos, Hupen usw.). In der Wohnung wird es eher die Stille sein, die Sie hören, oder das Knacken des Fußbodens beim Laufen. Sie können aber auch auf die Gedanken achten, die Ihnen durch den Kopf gehen. Das wäre dann sozusagen das »innere Hören«.

Visuell können Sie im »Außen« die Gegenstände in Ihrer Wohnung wahrnehmen oder aus dem Fenster schauen. Es kann aber beim Gehen auch ein »inneres Bild auftauchen«, zum Beispiel eine Erinnerung. Das wäre dann das »innere Sehen«.

Empfindungen können im »Außen« sein, zum Beispiel der Atem oder die Empfindung, wenn Sie den Fuß auf den Boden setzen. Es gibt auch noch das »innere Fühlen«, zum Beispiel eine Stimmung wie Langeweile, Müdigkeit oder Unruhe. Auch Emotionen wie Freude und Traurigkeit zählen zu den inneren Gefühlen.

Die theoretische, künstliche Trennung zwischen innen und außen ist hier ein Hilfsmittel. Natürlich gehen die beiden in Wirklichkeit ineinander über.

- Begeben Sie sich zu Ihrer Gehstrecke und starten Sie die Gehmeditation so, wie Sie sie am liebsten mögen.
- Achten Sie beim Gehen auf die Sinneseindrücke und wie sie miteinander kombiniert sind, wie sie sich abwechseln und miteinander interagieren.
- Das könnte so aussehen: Sie achten zunächst auf die visuellen Eindrücke, dann drängt sich ein Körpergefühl auf. Eine Zeitlang können Sie vielleicht die beiden Sinneswahrnehmungen gleichzeitig beobachten. Dann ist der Fokus möglicherweise wieder nur beim Empfinden. Schließlich kommen eventuell Geräusche dazu. Dann drängen sich vielleicht Gedanken auf, die Sie möglichst nur beobachten, innerlich benennen und wieder loslassen. Vielleicht gelingt es Ihnen, die Gehempfindungen, die Atmung und das Sichtfeld gleichzeitig wahrzunehmen. Oder Sie wollen bewusst nur auf den Atem achten und den Rest ausblenden.
- Experimentieren und spielen Sie mit den verschiedenen Möglichkeiten. Gehen Sie so eine Weile hin und her und schulen Sie sich in der Differenzierung der Wahrnehmung. Sie lernen dadurch den Aufmerksamkeitsfluss besser kennen, der sonst eher im Hintergrund abläuft.

Mittagessen

Heute wollen wir uns beim Essen bewusst machen, wie alles mit allem verbunden ist. Nehmen Sie etwas Obst oder ein anderes Nahrungsmittel in die Hand. Betrachten Sie zunächst die Form, die Textur, die Oberfläche, die Farben, die Schönheit.

Wenn Sie dann die Nahrung zubereiten, denken Sie darüber nach, wie dieses Essen zu Ihnen gekommen ist. War es ursprünglich eine Pflanze oder eine Frucht an einem Baum? Gehen Sie weiter zurück und überlegen Sie, wie diese Pflanze oder der Ursprungsbaum sich selbst einmal aus einem Samen entwickelt hat und gewachsen ist. Bedenken Sie dann die Umgebungsbedingungen der Pflanze oder des Baumes: Wie muss der Erdboden gewesen sein, auf dem die Frucht oder das Gemüse gewachsen ist? Wie war die Sonneneinstrahlung? Wie das Wasser, wie der Wind und das Klima? Bedenken Sie, wie und wo Sie dieses Nahrungsmittel erworben haben. Wie viele Menschen waren an der Produktion, an der Lagerung und am Transport beteiligt, bis dieses Nahrungsmittel bei Ihnen angekommen ist?

Genießen Sie die Zubereitung und wie Ihr Handeln jetzt alles in eine Mahlzeit umwandelt. Machen Sie sich klar, dass in diesem Essen gespeicherte und umgewandelte Sonnenenergie, Regenwasser und Mineralien aus der Erde schlummern, die Sie gleich aufnehmen. Seien Sie dankbar dafür, so genährt zu werden.

Wenn Sie dann essen und voll bei der Sache sind, können Sie im wahrsten Sinne des Wortes mit dem Himmel und der Erde in Berührung kommen.

Rezeptvorschläge finden Sie bei den vorhergehenden Tagesprogrammen.

Meditation mit Imagination

In der heutigen Imaginationsübung stellen Sie sich vor, ein Kieselstein in einem Fluss oder Bach zu sein.

- Nehmen Sie eine angenehme Sitzposition ein. Der Rücken ist aufgerichtet und gerade.
- Atmen Sie zunächst langsam und tief und kommen Sie nach und nach in die Meditation hinein.
- Verfolgen Sie Ihre Atemzüge und verbinden Sie sich mehr und mehr mit dem Atem. Lassen Sie Anspannungen im Körper los und kommen Sie immer mehr zur Ruhe.
- Stellen Sie sich nun vor, dass Sie ein Kieselstein sind, der in einen Fluss geworfen wird. Sie schlagen zunächst auf der Wasseroberfläche auf und sinken dann ohne jegliche Anstrengung und ohne Absicht, nur durch die Schwerkraft, nach unten. Schließlich sinken Sie in den weichen Sand des Flussbetts, einem Punkt völliger Ruhe.
- Die Mitte Ihres Wesens ist Ihr Atem. Meditieren Sie nun über den Stein, bis Körper und Geist sich völlig beruhigt haben. Sie liegen im Wasser im feinen Sand des Flussbetts.
- Lassen Sie allen Druck los und liegen Sie einfach da in der Gegenwart. Kein Gedanke an Vergangenheit oder Zukunft kann Sie ablenken. Sie liegen fest und stabil im Sand, ohne dass das Wasser Sie bewegen kann. Das Wasser fließt an Ihnen vorbei und über Sie hinweg, aber Sie ruhen in Ihrer Mitte und sind unbeeindruckt in Ihrem Zentrum.

Freizeit

Zeit für die »Freizeit«. Die Betonung liegt darauf, es sich nett zu machen und sich etwas Gutes zu tun. Wonach ist Ihnen gerade? Möchten Sie lesen, sich Notizen machen oder schlafen? Sie können auch einfach nur faulenzen und absichtlich »gar nichts« machen. Wichtig ist, dass Sie sich nicht zu sehr ablenken lassen und nicht aus dem Retreat-Modus »herausrutschen«.

Kontakt mit der Natur

Versuchen Sie wenigstens ein paar Mal in der Woche, vielleicht sogar in der Mittagspause, in die Natur zu gehen, zum Beispiel in einen Park oder in einen Grünzug. Am Wochenende ist vielleicht sogar ein Waldspaziergang möglich. Nehmen Sie dann bewusst das Grün und die Farben der Pflanzen (je nach Jahreszeit) auf und tanken Sie die frische Luft. Machen Sie einen achtsamen Spaziergang mit bewussten Bewegungen. Achten Sie auf Geräusche. Beobachten Sie die Tiere und die Natur im Wechsel der Jahreszeiten. Setzen Sie sich auf eine Bank und machen Sie eine Pause. Genießen Sie die Zeit draußen.

Samu – Achtsame Hausarbeit

Es ist wieder Zeit für achtsame Hausarbeit. Hierbei geht es darum, dass Sie ganz normale alltägliche Tätigkeiten, die man normalerweise gedankenlos nebenbei erledigt, auch achtsam ausführen können. Sie werden dadurch zu Ihrem Meditationsobjekt. Die Meditation endet also nicht auf der Yogamatte oder Ihrem Meditationsbänkchen, sondern geht in Ihren Alltag über.

Was möchten Sie in der nächsten halben Stunde machen? Blumen gießen? Staub wischen? Den Vorratsschrank durchschauen und aussortieren? Lassen Sie sich dabei nicht ablenken, auch nicht gedanklich, und bleiben Sie ganz bei der Sache. Achten Sie auf Körperempfindungen, visuellen Input und Geräusche.

Meditation

Heute lernen Sie den Umgang mit schwierigen Gedanken und Gefühlen und wie Sie Abstand dazu herstellen.

Sitzmeditation

Ziel dieser Sitzmeditation ist es, Mitgefühl aus einer »gesunden« Körperregion an eine »gestresste« Körperregion zu lenken. Haben Sie zum Beispiel leichte Kopfschmerzen, können Sie die Herzenergie in der Vorstellung von der Brust zum Kopf leiten. Die Übung ist vor allem nützlich, wenn es einem nicht so gut geht.

Wenn Sie im Moment gut gelaunt sind, können Sie sich trotzdem mit der Technik vertraut machen und sie später einmal einsetzen.

—— Nehmen Sie eine bequeme Sitzposition ein und starten Sie mit der Atembeobachtung. Während Sie den Atem wahrnehmen, beobachten Sie den Zustand Ihres Geistes, so, wie er im Moment ist. Lassen Sie Ihren Geist ruhig und friedvoll werden.

—— Suchen Sie dann in sich den Teil Ihres Geistes, der ruhig, verständnisvoll, mitfühlend und klar ist, Ihr Mitgefühlszentrum sozusagen. Wenn Sie ihn gefunden und geortet haben, verbinden Sie sich mit diesem Teil. (Wenn es nicht gleich klappt, können Sie für den Anfang auch nur »so tun als ob«.)

—— Spüren Sie jetzt die Kraft, das Mitgefühl und die Stabilität, die von diesem Teil ausgeht. Dieser Teil kann sich mit seiner Stärke und seinem Wohlwollen gleich einem anderen Teil von Ihnen zuwenden, der vielleicht unzufrieden, unglücklich oder genervt ist.

—— Stellen Sie sich vor, dass der liebevolle Aspekt wie ein guter Freund für Sie da ist, ohne Vorbehalte und ohne Kritik. Stellen Sie sich vor, dass sich in Ihrer Brustmitte eine Blüte befindet, die sich öffnet oder von der ein Licht ausgeht, das nach außen ausstrahlt.

—— Das Herz und die Brustmitte öffnen sich jetzt für die »gestresste« Stelle im Körper, eine etwaige Verletzung, eine Enttäuschung, für einen missverstandenen Teil, eine Region, die krank ist und eventuell schmerzt.

— Verbinden Sie sich zunächst mit dem liebenden, fürsorglichen Teil, bis Sie sich ausreichend gestärkt und bereit fühlen.
— Dann wenden Sie sich dem »unglücklichen« Teil zu. Nehmen Sie mit der Einatmung die Unzufriedenheit des gestressten Teils an und lassen Sie ihm mit der Ausatmung Entspannung, Heilung, Reinigung, Stärkung und Liebe zukommen.
— Gehen Sie nacheinander durch die verschiedenen Begriffe und überlegen Sie, was sie für Sie bedeuten.
— Im übertragenen Sinn können Sie sich auch vorstellen, dass Sie negative Gefühle wie Trauer, Ärger, Angst usw. in den Arm nehmen wie ein kleines Kind, das Sie trösten möchten. Wiegen Sie es und sprechen Sie ihm wohlwollende Wünschen zu, zum Beispiel: »Ich bin für dich da, ich helfe dir.« Dabei lassen Sie den unglücklichen Teil Ihre Achtsamkeit, Zuneigung und Fürsorge spüren.
— Atmen Sie dabei bewusst und lassen die Übung dann ausklingen.

Gehmeditation

Eines der Grundprinzipien der Achtsamkeit ist es, sich nicht in Sorgen über die Zukunft zu verlieren und nicht an Trauer oder Ärger über die Vergangenheit hängenzubleiben. Seien Sie so viel wie möglich in der Gegenwart. Ein weiteres Grundprinzip ist das des Gleichmuts, also die Haltung, nichts verändern zu wollen, sondern eine jeweilige Sinnesinformation mit Akzeptanz zu betrachten und wahrzunehmen. Klassische Bewusstseinsinhalte, die man vielleicht verändern möchte, sind zum Beispiel Schmerzen, Gedanken und/oder Gefühle.

Die Übung besteht nun darin, die Gefühle und Gedanken achtsam zu betrachten, sich aber nicht mit ihnen zu identifizieren. Das tun Sie unter anderem dadurch, dass Sie sich das ständige Entstehen und Vergehen zum Beispiel der Gedanken bewusst machen.

- Stellen Sie Ihren Timer auf 15 Minuten.
- Begeben Sie sich zu Ihrer Gehstrecke und beginnen Sie, achtsam und langsam zu gehen.
- Erinnern Sie sich daran, dass Sie mit jedem Schritt in der Gegenwart ankommen, zum Beispiel, indem Sie sich sagen: »Ich bin angekommen, ich bin zuhause, im Hier und Jetzt, im reinen Land verweile ich.« Jeder Schritt entsteht neu und vergeht dann wieder.
- Achten Sie auf alles, was um Sie herum vorgeht, was Sie im Außen sehen, hören und fühlen, zum Beispiel bildliche Eindrücke, Geräusche, Bewegungen. Versuchen Sie, dabei möglichst viel im Hier und Jetzt zu sein.
- Gehen Sie weiter in der gewohnten, langsamen und bewussten Weise. Dann achten Sie auf das, was Sie »innerlich« sehen, hören und fühlen, zum Beispiel innere Bilder, einen inneren Dialog (Gedanken) oder eine innere Stimmung.
- Ist etwas dabei, das Sie verändern möchten? Vielleicht ein störender Gedanke, eine bestimmte Körperempfindung wie Jucken, enge Kleidung, Kälte oder ein leichter Schmerz? Dann erinnern Sie sich an das Prinzip des Gleichmuts und versuchen Sie, nicht zu reagieren. Lassen Sie den Gedanken auf sich beruhen und beobachten Sie einfach nur, wie er entsteht und vergeht.
- Gehen Sie weiter, ohne irgendwo ankommen zu wollen und ohne das Ende der Übung »erreichen« zu wollen.
- Kommen Sie weiter mit jedem Schritt in der Gegenwart an, bis der Timer klingelt.

Yoga: Erholung und Entspannung

Wiederholen Sie heute gern nochmal die Sequenz, die Ihnen am besten gefallen hat und deren wohltuende Wirkungen Sie besonders gut gebrauchen können. Vielleicht praktizieren Sie auch nur einige Runden Katze-Kuh (Seite 68) und legen sich danach auf den Rücken für das Krokodil (Seite 96), das Sie pro Seite für 3–5 Minuten halten. Kommen Sie danach noch für 3–5 Atemzüge in den unterstützten Schulterstand (Seite 204), bevor Sie in der Endentspannung (Seite 54) loslassen. Zum Abschluss können Sie noch die gleichmäßige Atmung, Sama Vritti (Seite 98) üben.

Abendessen

Zeit zum Abendessen! Hier finden Sie einige zusammenfassende Fragen, die Ihnen helfen sollen, bewusster zu essen: Warum wollen Sie jetzt essen? Nur weil es Abend ist und man das halt so macht? Oder haben Sie wirklich Hunger? Ist es eine Gewohnheit für Sie, drei Mahlzeiten am Tag einzunehmen? Spüren Sie in sich hinein. Ist Ihnen gerade langweilig? Sind Sie froh, dass Sie nach den vielen Übungen etwas Entspannendes oder etwas anderes machen können? Essen Sie jetzt, weil es so im Tagesplan vorgesehen ist? Oder sind Sie vielleicht sogar gestresst, weil es schon spät ist und Sie länger gebraucht haben als erwartet? Wollen Sie sich nach dem langen Tag »belohnen«? Wie lange waren die Pausen zwischen den Mahlzeiten heute? Empfinden Sie sie als angemessen? Haben Sie zwischendurch »gesnackt«? Wie waren diese Snacks? Hätten Sie auch darauf verzichten können oder waren sie genau passend? Würden Sie vielleicht sogar lieber später essen oder gar nicht?

Bekommen Sie ein Gefühl dafür, was Ihr Körper jetzt wirklich möchte. Prüfen Sie Ihren Hunger. Wenn es jetzt tatsächlich für Sie passt, bereiten Sie sich etwas aus unseren Rezeptvorschlägen bei den vorhergehenden Tagesprogrammen zu oder etwas Eigenes, wonach Ihnen jetzt gerade ist.

Während der Zubereitung fragen Sie sich, wo die Lebensmittel herkommen und wie sie hergestellt wurden. Seien Sie sich der Verbundenheit mit der Natur, des Ursprungs und des Herstellungsprozesses bewusst. Schauen Sie sich dann genau an, was Sie angerichtet haben. Riechen Sie daran.

Essen Sie bewusst und langsam. Schmecken Sie genau. Welche Zutat ist neu für Sie? Was kennen Sie schon? Was bekommt Ihnen davon gut, was weniger gut? Prüfen Sie zwischendurch, wie satt sie sind und ob Sie eventuell mehr essen, als eigentlich nötig wäre. Vielleicht, weil es so gut schmeckt, oder weil Sie gelernt haben, dass man den Teller immer leer isst.

Wenn die Mahlzeit vorbei ist, prüfen Sie noch einmal, wie satt Sie jetzt sind. Wie schnell haben Sie gegessen? Mindestens 20 Minuten? Was haben Sie während des Essens noch gemacht? Waren Sie in Gedanken »woanders« oder ganz bei der Sache? Je mehr dieser Fragen Sie sich stellen, desto bewusster werden Sie essen. Guten Appetit!

Reflexion und Tagebuch

Nun ist es wieder Zeit für ein paar Notizen in Ihrem Tagebuch. Schreiben Sie sich auf, was Sie aus diesem Tag mitnehmen. Machen Sie einen Rückblick und eine Tageszusammenfassung. Was hat Ihnen gut gefallen? Wie war das heutige Essen für Sie? Wie war das Yoga? Wie war das Mantra als Ergänzung? Was wollen Sie beim nächsten Achtsamkeitstag besser oder anders machen? Ist ihr Verständnis gewachsen?

Sie können sich alles notieren, was Sie mögen. Wenn Sie mit Freunden trainiert haben, können Sie sich jetzt dazu austauschen. Ziehen Sie Ihre Schlüsse und kommen Sie zum Abschluss des Tages.

Danke fürs Mitmachen

So, nun haben Sie es geschafft! Sie sind ein weites Stück Weg mit uns gegangen und es war uns eine Ehre, dass Sie unseren Vorschlägen und unserem Programm, so weit möglich, gefolgt sind. Sie haben großartige Arbeit geleistet und wir hoffen, dass für Ihren Geschmack etwas dabei war.

Einige der Übungen kannten Sie möglicherweise schon, andere sprachen Sie vielleicht nicht so sehr an. Wieder andere haben Sie aber vielleicht sogar begeistert und Ihnen sehr gut getan. Egal, ob es Sie mehr zu den Yogaübungen hingezogen hat oder ob Sie lieber einfach nur auf dem Kissen oder Meditationsbänkchen gesessen haben und sitzen. Vielleicht fanden Sie besonders die Rezepte hilfreich oder die Vielfalt der Übungen.

Yoga und Achtsamkeit sind letztlich nur zwei Facetten desselben Ziels: Selbsterkenntnis. Wir hoffen daher, dass Sie viel Neues für sich entdecken konnten! Nach einem Achtsamkeitstag sind Sie hoffentlich mitfühlender, positiv gestimmter, körperlich entspannter und beweglicher, konzentrierter, differenzierter in der Wahrnehmung und ausgewogener von der Stimmung her.

Hoffentlich konnten Sie auch Einsicht gewinnen in das eine oder andere philosophische Oberthema. Wir hoffen, dass Sie viele neue Erkenntnisse und Anregungen gefunden haben und in Zukunft viele der Übungen in Ihren Alltag einbauen werden. Üben Sie schön!

Ihr *Christian Stock* und Ihre *Nicole Reese*

Service

Weiterführende Literatur

MEDITATION:

Batchelor M.: Meditation. Freiamt im Schwarzwald: Arbor; 2003
Boccio F.: Achtsamkeits-Yoga. Freiamt im Schwarzwald: Arbor; 2004
Goleman D.: Wege zur Meditation. München: Wilhelm Heyne; 1997
Goleman D. (Hrsg.): Die heilende Kraft der Gefühle. München: dtv; 2000
Goldstein J.: Vipassana-Meditation. Freiamt im Schwarzwald: Arbor; 2006
Kornfield J.: Meditation für Anfänger. München: Wilhelm Goldmann; 2005
Kabat-Zinn J.: Gesund durch Meditation. München: Knaur; 2011
Nyanaponika.: Geistestraining durch Achtsamkeit. Stammbach: Beyerlein und Kleinschulte; 2007
Ott U.: Meditation für Skeptiker. München: O.W. Barth; 2010
Thich Nhat Hanh: Jeden Augenblick genießen. Stuttgart: Theseus; 2004
Salzberg S.: Metta-Meditation. Freiamt im Schwarzwald: Arbor; 2003
Suzuki S.: Zen-Geist – Anfänger-Geist. Freiburg im Breisgau: Herder; 2009

YOGA UND ANDERE THEMEN:

Bays, J.: Achtsam essen. Freiburg: Arbor; 2018
www.arbor-verlag.de/entdecke-die-weisheit-deines-koerpers
Die Bhagavad Gita – Das Weisheitsbuch fürs 21.Jahrhundert. Übertragen und kommentiert von Ralph Skuban, München: dtv; 2013
Dalman I., Soder M.: Warum Yoga? Über Praxis, Konzepte und Hintergründe. Groß Kreutz: Viveka; 2012

Desikachar T.K.V.: Yoga – Tradition und Erfahrung. Petersberg: Via Nova; 2009

Eknath Easwaran (Hrsg.): Die Upanischaden. München: Goldmann; 2008

Patanjali: Das Yoga Sutra – Von der Erkenntnis zur Befreiung. Einführung, Übersetzung und Erläuterung v. R. Sriram. Bielefeld: Theseus; 2013

Spiers K.: Yoga in the City – Der kleine spirituelle Überlebensguide fürs Großstadtleben. Frankfurt: O.W. Barth; 2009

Trökes A.: Die kleine Yoga Philosophie. München: O.W. Barth; 2013

Internetadressen

WEBSEITEN, DEUTSCH:

Übersicht Lehrer, Kongresse und Kurse in MBSR in Deutschland:
 www.mbsr-deutschland.de

Berufsverband deutscher MBSR-Lehrer:
 www.mbsr-verband.org

Meditationszentrum in Deutschland bei Würzburg:
 www.benediktushof-holzkirchen.de

Haus der Stille bei Hamburg:
 www.hausderstille.org

Buddha-Haus im Allgäu:
 www.buddha-haus.de

Eine sehr umfangreiche Seite mit zahlreichen Ressourcen und Adressen (z. B. Gruppendatenbank) gibt es bei der Deutschen Buddhistischen Union:
 www.buddhismus-deutschland.de

Zen in Deutschland:
 www.zen-guide.de

Überblick über Theravada in Deutschland. Die historische Quelle der ursprünglichen Achtsamkeitsübungen aus Asien:
 www.theravadanetz.de

Das tibetische Zentrum in Hamburg unter der Schirmherrschaft des Dalai Lama. Fernkurse, Adressen, Zeitschrift, Bilder:
www.tibet.de

WEBSEITEN, ENGLISCH:

Der Ursprung des MBSR-Programms am Center for Mindfulness an der Universität der Massachusetts Medical School:
https://www.ummhealth.org/center-mindfulness

Begegnungsstätte westlicher Forscher mit namhaften Buddhisten (u. a. der Dalai Lama):
www.mindandlife.org

Ein 1975 gegründetes Meditationszentrum in den USA. Viele Ressourcen, Links und Downloads:
www.dharma.org

Ein weiteres wichtiges Meditationszentrum in England. Viele Ressourcen:
www.gaiahouse.co.uk

Das französische Meditationszentrum des vietnamesischen Achtsamkeits-Lehrers Thich Nhat Hanh:
www.plumvillage.org

Liebe Leserin, lieber Leser,

hat Ihnen dieses Buch weitergeholfen? Für Anregungen, Kritik, aber auch für Lob sind wir offen. So können wir in Zukunft noch besser auf Ihre Wünsche eingehen. Schreiben Sie uns, denn Ihre Meinung zählt!

Ihr TRIAS Verlag

Kontakt:
kundenservice.thieme.de

Lektorat TRIAS Verlag
Postfach 30 05 04
70445 Stuttgart

Besuchen Sie uns auf facebook!
www.facebook.com/trias.tut.mir.gut

Besuchen Sie uns auf facebook!
www.facebook.com/mama.mag.trias

Folgen Sie uns auf Instagram!
www.instagram.com/trias_verlag

Lassen Sie sich inspirieren!
www.pinterest.com/triasverlag

Abonnieren Sie unsere Newsletter:
www.trias-verlag.de/newsletter

Rezeptregister

Auberginen-Süßkartoffel-Lasagne 191
Beeren-Müsli 40
Blumenkohl-Couscous mit Linsen-Bratlingen 119
Bohnen-Erbsen-Bratlinge 77
Buchweizen-Pfannkuchen mit Füllung 104
Buchweizen-Porridge 85
Chia-Quark-Brötchen 173
Energie-Bällchen 211
Feldsalat mit Pflaumen und Nüssen 63
Früchte-Smoothie-Bowl 172
Gemüse-Spiralnudeln 105
Gemüsestifte mit Kräuter-Cashew-Dip 149
Hirsebowl mit Ananas 41
Hirsebowl mit Rote Bete und Datteln 76
Koriander-Linsen-Bowl 209
Limettenrisotto mit Erdbeer-Kräuter-Salsa 163
Obstsalat mit Joghurt und Walnüssen 128
Pfannkuchen mit Zitrusfrüchten 129
Pasta mit Feldsalat-Pesto 162
Pastinaken-Suppe mit Mohn-Topping 62
Rettich-Grapefruit-Salat 190
Sauerkraut-Salat, nussig-fruchtiger 210
Smoothie, grüner 84
Spinat-Rucola-Salat 148
Zucchini-Karotten-Suppe 118

Stichwortverzeichnis

Achtsamkeit, ethische Grundlagen 17
Achtsamkeitstag, Ablauf 11
Atemübungen
- Bienensummen 186
- dreistufige Atmung 55
- gleichmäßige Atmung 98
- Wechselatmung 142

Baden 65
Bodyscan 33, 82, 125
Bodysweep 169
Dankbarkeit 170
Entrümpeln 107
Essen, achtsames 39
Gehmeditation 45, 59, 66, 89, 101, 116, 131, 146, 152, 175, 189, 197, 222, 226, 232
Hauptzentralstrom 217
Koan 16, 57, 99, 144, 187, 223
Kreativität 194
Lächeln 219
Meditation mit Imagination 61, 103, 147, 193, 228
Musik 150
Retreat 7
Schweigen 13
Selbststudium 15, 18
Sitzmeditation 42, 58, 66, 87, 100, 116, 130, 145, 151, 174, 188, 196, 221, 224, 231

Übungen
- Adler 158
- Baum mit Seitneige 176
- Berg 48
- Boot 138
- Brett 50
- Doppelte Taube 198
- Drehsitz 71
- Dreibeiniger-Hund-Flow 134
- Dreieck 178
- Dynamische Knie-zur-Brust-Position 206
- Endentspannung 54
- Fersensitz mit Adlerarmen 110
- Gebundener Winkel 140
- Gedrehtes Dreieck 182
- Gestreckter Berg 49
- Halbe Vorbeuge 50
- Haltung des Kindes 54, 158
- Haltung des Kindes mit gestreckten Armen 184
- Hand-zum-Fuß-Position 72
- Happy Baby 114, 154
- Herabschauender Hund 52, 154, 200
- Herabschauender Hund mit Hüftöffner 110
- Heuschrecke 94
- Hocke 199

- Hohe Planke 50, 134
- Hoher Lunge 136
- Hoher Lunge mit Twist 92
- Katze – Kuh 68
- Knie-Brust-Kinn-Variante 50
- Knie-zur-Brust-Variante 160
- Kobra 50, 182
- Kopf-zum-Knie-Position 202
- Krieger 2 178
- Krieger 3 136
- Krokodil 96
- Krokodil mit gestrecktem Bein 109
- Kuhgesicht 112
- Liegender gebundener Winkel 153
- Liegende Taube 200
- Nadelöhr 72
- Pyramide 180
- Räkelnde Katze 90
- Schulterbrücke 96, 108
- Seitstütz 132
- Sitzende Vorbeuge 112
- Sitzende weite Grätsche 204
- Sitzende weite Grätsche mit Seitöffnung 202
- Sitz mit Drehung 67
- Sonnengruß 47
- Stehende Grätsche mit Twist 180
- Stuhl 156
- Stuhl mit Twist 92
- Tänzer 94
- Tiefer Ausfallschritt mit Twist 91
- Tiger 68
- Tiger-Variante 132
- Tisch 114
- Tor 70
- Tor mit Seitstütz 70
- Unterstützter Schulterstand 204
- Vorbeuge 49
- Vorbeuge-Flow 156

Verweilzustände, himmlische 19

Yoga 15

Yogapfad, achtgliedriger 24

Programmplanung: Celestina Filbrandt
Projektmanagement: Kathrin Hage
Redaktion: Ursula Brunn-Steiner, Vaihingen/Enz
Bildredaktion: Christoph Frick

Umschlaggestaltung und Layout:
CYCLUS · Visuelle Kommunikation, Stuttgart

Bildnachweis:
Umschlagmotiv: CYCLUS · Visuelle Kommunikation, Stuttgart unter Verwendung von
Foto: Simone Schneider, Stuttgart;
Buddha: © Nicholas Steven/stock.adobe.com
Fotos im Innenteil:
AutorInnenfotos: privat (oben), © Johannes Némecky (unten)
S. 6: © Aleksandra Konoplya/stock.adobe.com
S. 28, 212: © Microgen/stock.adobe.com – Stockfoto. Von einem Model gestellt.
S. 78: © Elena Ray/stock.adobe.com
S. 120: © anastasianess/stock.adobe.com
S. 164: © kesipun/stock.adobe.com
Yoga-Fotos: Holger Münch, Stuttgart
Rezeptfotos:
S. 129: Stefanie Bütow
S. 172: Rogge & Jankovic, Köln
Restliche Rezeptfotos: Meike Bergmann, Berlin

1. Auflage 2021

© 2021. Thieme. All rights reserved.
TRIAS Verlag in Georg Thieme Verlag KG
Rüdigerstraße 14, 70469 Stuttgart, Germany
www.trias-verlag.de

Printed in Germany

Satz: Fotosatz Buck, Kumhausen
Gesetzt in Adobe Indesign CS6
Repro: Ludwig:media GmbH, Zell am See
Druck: AZ Druck und Datentechnik GmbH, Kempten

Gedruckt auf chlorfrei gebleichtem Papier

ISBN 978-3-432-11326-5   1 2 3 4 5 6

Auch erhältlich als E-Book:
eISBN (ePub) 978-3-432-11327-2

Bibliografische Information der Deutschen Nationalbibliothek
Die Deutsche Nationalbibliothek verzeichnet diese Publikation in der Deutschen Nationalbibliografie; detaillierte bibliografische Daten sind im Internet über http://dnb.d-nb.de abrufbar.

Wichtiger Hinweis: Wie jede Wissenschaft ist die Medizin ständigen Entwicklungen unterworfen. Forschung und klinische Erfahrung erweitern unsere Erkenntnisse. Ganz besonders gilt das für die Behandlung und die medikamentöse Therapie. Bei allen in diesem Werk erwähnten Dosierungen oder Applikationen, bei Rezepten und Übungsanleitungen, bei Empfehlungen und Tipps dürfen Sie darauf vertrauen: Autoren, Herausgeber und Verlag haben große Sorgfalt darauf verwandt, dass diese Angaben dem Wissensstand bei Fertigstellung des Werkes entsprechen. Rezepte werden gekocht und ausprobiert. Übungen und Übungsreihen haben sich in der Praxis erfolgreich bewährt.

Eine Garantie kann jedoch nicht übernommen werden. Eine Haftung des Autors, des Verlags oder seiner Beauftragten für Personen-, Sach- oder Vermögensschäden ist ausgeschlossen.

Marken, geschäftliche Bezeichnungen oder Handelsnamen werden nicht in jedem Fall besonders kenntlich gemacht. Aus dem Fehlen eines solchen Hinweises kann nicht geschlossen werden, dass es sich um einen freien Handelsnamen handelt.

Das Werk, einschließlich aller seiner Teile, ist urheberrechtlich geschützt. Jede Verwendung außerhalb der engen Grenzen des Urheberrechtsgesetzes ist ohne Zustimmung des Verlages unzulässig und strafbar. Das gilt insbesondere für Vervielfältigungen, Übersetzungen, Mikroverfilmungen oder die Einspeicherung und Verarbeitung in elektronischen Systemen.

Wo datenschutzrechtlich erforderlich, wurden die Namen und weitere Daten von Personen redaktionell verändert (Tarnnamen). Dies ist grundsätzlich der Fall bei Patienten, ihren Angehörigen und Freunden, z. T. auch bei weiteren Personen, die z. B. in die Behandlung von Patienten eingebunden sind.

Mehr vom Autoren-Team

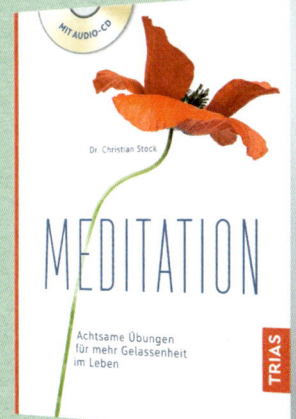

Dr. Christian Stock
Meditation
14,99 € [D] / 15,50 € [A]
ISBN 978-3-432-10790-5

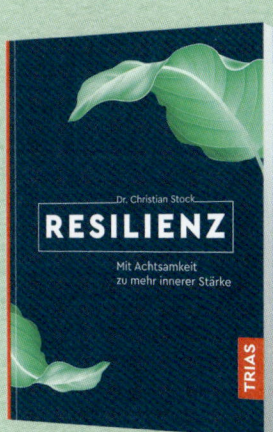

Dr. Christian Stock
Resilienz
16,99 € [D] / 17,50 € [A]
ISBN 978-3-432-10891-9

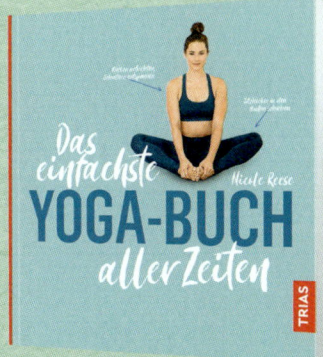

Nicole Reese
Das einfachste Yoga-Buch aller Zeiten
16,99 € [D] / 17,50 € [A]
ISBN 978-3-432-10987-9

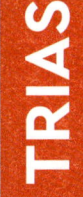 Bequem bestellen über
www.trias-verlag.de
versandkostenfrei
innerhalb Deutschlands

TRIAS

Rundum fit & entspannt

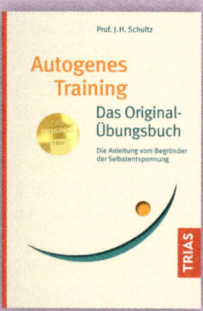

J.H. Schultz
**Autogenes Training –
Das Original-Übungsbuch**

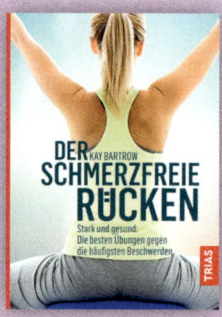

Kay Bartrow
Der schmerzfreie Rücken

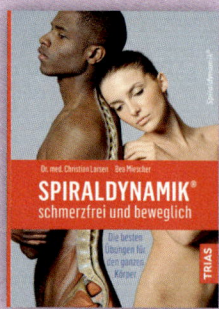

Christian Larsen, Bea Miescher
Spiraldynamik – schmerzfrei und beweglich

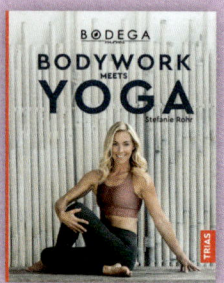

Stefanie Rohr
**BODEGA moves® –
Bodywork meets Yoga**

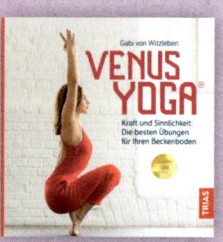

Gabi von Witzleben
Venus-Yoga

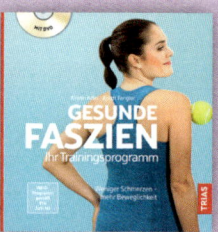

Kristin Adler, Arndt Fengler
**Gesunde Faszien –
Ihr Trainingsprogramm**

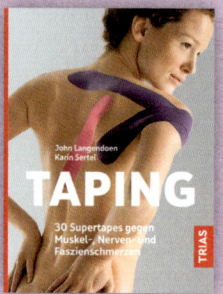

John Langendoen/Karin Sertel
Das Taping-Selbsthilfe-Buch

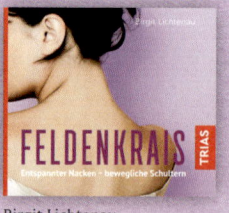

Birgit Lichtenau
**Feldenkrais: Entspannter Nacken –
bewegliche Schultern (Hörbuch)**

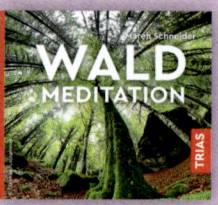

Maren Schneider
Wald-Meditation (Hörbuch)

Auch erhältlich als E-Book!

Mehr Bücher finden Sie hier:
www.trias-verlag.de

Energiegeladen & selbstbewusst

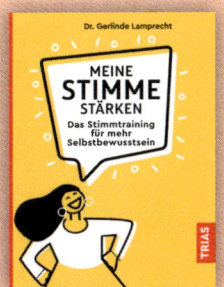

Gerlinde Lamprecht
Meine Stimme stärken

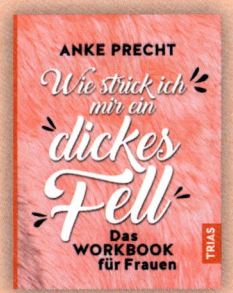

Anke Precht
Wie strick ich mir ein dickes Fell

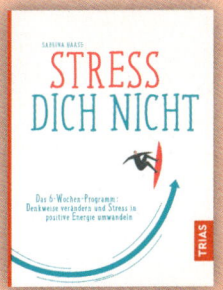

Sabrina Haase
Stress dich nicht

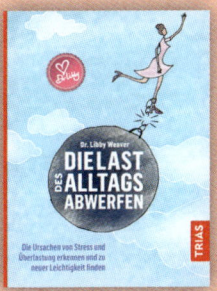

Libby Weaver
Die Last des Alltags abwerfen

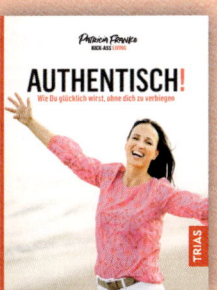

Patricia Franke
Authentisch!

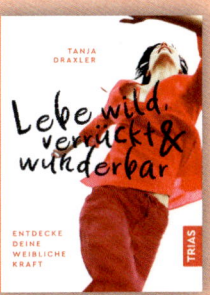

Tanja Draxler
Lebe wild, verrückt und wunderbar

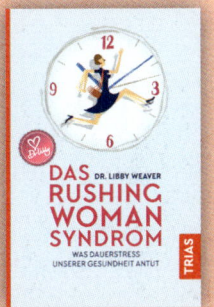

Libby Weaver
Das Rushing Woman Syndrom

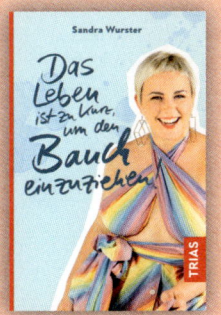

Sandra Wurster
Das Leben ist zu kurz, um den Bauch einzuziehen

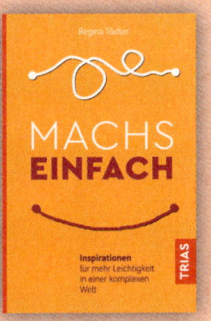

Regina Tödter
Machs einfach

Auch erhältlich als E-Book!

 Mehr Bücher finden Sie hier:
www.trias-verlag.de

TRIAS